MONOGRAPHIEN AUS DEM GESAMTGEBIETE DER PSYCHIATRIE

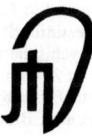

# MONOGRAPHIEN AUS DEM GESAMTGEBIETE DER PSYCHIATRIE

Herausgegeben von
H. Saß, Aachen · H. Sauer, Jena · F. Müller-Spahn, Basel

# Bruno Pfuhlmann

## Familienbefunde bei zykloiden Psychosen und manisch-depressiver Erkrankung

Ein Beitrag zur Nosologie bipolarer phasischer Psychosen

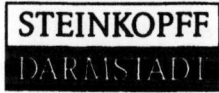
STEINKOPFF
DARMSTADT

PD Dr. Bruno Pfuhlmann
Klinik und Poliklinik für Psychiatrie und Psychotherapie
Universitäts-Nervenklinik
Füchsleinstr. 15
97080 Würzburg

ISBN 978-3-642-63246-4      ISBN 978-3-642-57360-6 (eBook)
DOI 10.1007/978-3-642-57360-6

Bibliografische Information der Deutschen Bibliothek
Die Deutsche Bibliothek verzeichnet diese Publikation in der Deutschen Nationalbibliografie; detaillierte bibliografische Daten sind im Internet über http://dnb.ddb.de abrufbar.

http://www.steinkopff.springer.de

© Springer-Verlag Berlin Heidelberg 2003
Ursprünglich erschienen bei Steinkopff Verlag Darmstadt 2003
Softcover reprint of the hardcover 1st edition 2003

Verlagsredaktion: Dr. Maria Magdalene Nabbe – Herstellung: Renate Münzenmayer
Umschlaggestaltung: Erich Kirchner, Heidelberg

SPIN 10925362      80/7231-5 4 3 2 1 0 – Gedruckt auf säurefreiem Papier

# Danksagung

Durch Herrn Professor Dr. Dr. h. c. Helmut Beckmann, Direktor der Klinik für Psychiatrie und Psychotherapie der Universität Würzburg, habe ich vielfältige wissenschaftliche Anregungen und jederzeit großzügige Förderung dieser Arbeit erhalten. Hiefür danke ich Herrn Professor Beckmann sehr herzlich.

Herrn Privatdozent Dr. Ernst Franzek danke ich sehr herzlich für seine unermüdliche Unterstützung während dieser Studie und seine aktive Mitarbeit bei den Untersuchungen, ohne die diese Arbeit nicht möglich gewesen wäre.

Frau Dr. Grit Althaus und Herrn Dr. Burkhard Jabs bin ich zu großem Dank verpflichtet für ihre engagierte und kompetente Mitwirkung bei der Rekrutierung und Exploration von Probanden und Verwandten. Sie haben wesentlichen Anteil am Gelingen des Projektes.

Herrn Professor Dr. Armin Schmidtke danke ich sehr für seine Hilfe bei der statistischen Auswertung der Daten.

Dank schulde ich auch Herrn Dr. Andreas Bartsch für wertvolle Anregungen in Fragen der Methodik und Datenauswertung.

Schließlich gilt mein Dank allen Patienten und Kontrollpersonen sowie deren Familien, die durch ihre Kooperativität und Auskunftsbereitschaft diese Untersuchung erst ermöglicht haben.

# Vorwort

Bipolare phasische Psychosen sind in den letzten Jahren wieder vermehrt in den Blickpunkt des klinischen und wissenschaftlichen Interesses gerückt. In diesem Zusammenhang wurde das Konzept der bipolaren affektiven Erkrankungen ausgeweitet zu einem breiten Spektrum bipolarer Störungen mit einer stetig wachsenden Fülle von Subtypen einschließlich des Einbezuges der „schizobipolaren Psychosen". Dennoch ist es letztlich nicht gelungen, auf der Basis dieser operationalisierten und möglichst atheoretisch angelegten Klassifikationen einheitliche und aussagekräftige Befunde zu erheben, die eine biologisch begründete und somit empirisch naturwissenschaftlich gestützte Klassifikation psychiatrischer Erkrankungen ermöglichen würden. Vielmehr ist es bei einer maximierten Reliabilität der gegenwärtigen Klassifikationen psychiatrischer Krankheitsbilder gerade deren klinische und wissenschaftliche Validität, die mehr und mehr in Zweifel gezogen wird.

In dieser Situation bietet der Rückgriff auf die von Karl Leonhard in jahrelangen Quer- und Längsschnittuntersuchungen, basierend auf Vorarbeiten von Carl Wernicke und Karl Kleist entwickelte differenzierte Klassifikation endogener Psychosen eine vielversprechende Alternative. Im Hinblick auf die Nosologie bipolarer phasischer Psychosen ist hier insbesondere die klinisch sowohl von schizophrenen als auch von affektiven Psychosen zu unterscheidende Gruppe der zykloiden Psychosen von Interesse. Bisher vorliegende Befunde legen nahe, daß es sich hierbei um eine nosologisch eigenständige Gruppe von Psychosen handeln könnte, deren klinisches Bild vielfach durch „schizophreniforme" Symptome gekennzeichnet ist, die jedoch ansonsten eine klare Bipolarität der Syndromgestaltung und des phasischen Verlaufes aufweisen, wobei die Prognose aufgrund der nach jeder Krankheitsepisode zu erwartenden Vollremission günstig ist. Nachdem der Fokus der Studien bislang vor allem auf die Frage der Abgrenzung der zykloiden Psychosen gegenüber schizophrenen Erkrankungen im engeren Sinne gerichtet war und die Notwendigkeit einer solchen Abgrenzung auch bestätigt werden konnte, werden die zykloiden Psychosen heute vielfach als „atypische" Form bipolarer affektiver Psychosen angesehen, die somit nosologisch in ein breites Spektrum bipolarer affektiver Erkrankungen zu integrieren seien. Allerdings wurde diese theoretische Annahme nirgends durch empirische Befunde ausreichend gestützt.

Das veranlaßte uns, die nosologische Position der zykloiden Psychosen gegenüber bipolaren affektiven Erkrankungen anhand einer kontrollierten

Familienstudie nochmals genauer zu untersuchen. Wir legten dabei auf der Ebene der diagnostischen Klassifikation konsequent Leonhards differenzierte Aufteilung der endogenen Psychosen zugrunde, verwendeten also auch das von ihm erarbeitete Konzept der manisch-depressiven Erkrankung, das im Gegensatz zu heute zumeist angewendeten Klassifikationen nicht auf eine Längsschnittdiagnostik angewiesen ist, sondern aus dem Querschnitt einzelner Krankheitsepisoden heraus eine Zuordnung gestattet. Somit erlaubt unsere Studie nicht nur Rückschlüsse auf die nosologische Stellung zykloider Psychosen und die differentielle ätiologische Wertigkeit von Anlage- gegenüber Umweltfaktoren bei diesen Erkrankungen, sondern ermöglicht auch Aussagen über nosologische Validität und ätiologische Faktoren bei der manisch-depressiven Erkrankung. Insbesondere hoffen wir, daß die vorgelegten Befunde Anlaß geben zu weiteren Untersuchungen bipolarer phasischer Psychosen auf der Basis einer differenzierten klinischen Diagnostik.

Würzburg, im März 2003                                    Bruno Pfuhlmann

# Inhaltsverzeichnis

# 1 Probleme der Ätiologie- und Nosologieforschung bei endogenen Psychosen

## 1.1 Problemlage

In der Erforschung der Ursachen der „endogenen" oder „funktionellen" Psychosen haben sich bislang nur wenige kritischer Prüfung standhaltende Resultate erzielen lassen. Dies gilt auch für molekulargenetische Befunde, so daß klinisch-genetische Untersuchungen nach wie vor wichtige Beiträge zur Ätiologie- und insbesondere auch Nosologieforschung in der Psychiatrie liefern. Ein wesentlicher Grund für den immer noch unbefriedigenden Kenntnisstand liegt außer in der Komplexität der Sachverhalte sicherlich auch in den divergierenden diagnostischen und nosologischen Auffassungen innerhalb der Psychiatrie.

Um aussagekräftige Ergebnisse in genetischen Untersuchungen zu erzielen, ist eine möglichst differenzierte Unterteilung von Krankheitsbildern in phänotypisch homogene diagnostische Gruppen wünschenswert. Letzteres stellt jedoch eines der Hauptprobleme der psychiatrischen Genetik dar (Kety 1981; Kidd 1981; Leboyer et al. 1998; Hyman 1999). Eine fehlende Differenzierung auf der Ebene der Phänotypen kann aussagekräftige Resultate sowohl bei genetisch epidemiologischen als auch bei molekulargenetischen Untersuchungen verhindern. Hierbei könnte insbesondere in der Nichtberücksichtigung bzw. falschen diagnostischen Zuordnung von Psychosen, die weder der Gruppe der affektiven noch der Gruppe der schizophrenen Erkrankungen zuzurechnen sind, eine wesentliche Fehlerquelle liegen. Diagnostische Kriterien und nosologische Stellung solcher Psychosen wurden über Jahre hinweg intensiv diskutiert und werden bis heute kontrovers aufgefaßt (Pauleikhoff 1957; Vaillant 1964; Strömgren 1972; Ollerenshaw 1973; Roth u. Mc Clelland 1979; Maj 1984; Pichot 1986; Menuck et al. 1989; Remington et al. 1990; Modestin u. Bachmann 1992; Cooper u. Singh 2000). Es gibt jedoch inzwischen eine zunehmende Anzahl sowohl klinischer als auch biologischer Befunde, die darauf hindeuten, daß die von Karl Leonhard in Fortführung der Arbeiten von Karl Kleist und Carl Wernicke abgegrenzte Gruppe der zykloiden Psychosen eine eigenständige Krankheitsform darstellt (Pfuhlmann 1998; Beckmann u. Franzek 2000). Die Berücksichtigung dieser symptomatologisch und prognostisch klar gefaßten Psychosen als gesonderte diagnostische Kategorie erscheint uns daher in der klinisch-psychiatrischen Forschung als unabdingbar.

Insbesondere zur nosologischen Validierung einer Erkrankungsform, aber auch hinsichtlich der Frage nach der Bedeutung von Anlage- oder Umweltfaktoren in deren Ätiologie können Familienuntersuchungen wichtige Informationen liefern (Robins u. Guze 1970; Feighner et al. 1972; Khoury et al. 1993; Lipp et al. 1999). Bislang wurden die zykloiden Psychosen in Familienuntersuchungen mit einer heutigen Standards entsprechenden Methodik jedoch nicht als phänotypisch abzugrenzende Form berücksichtigt. Da außerdem vor allem die Abgrenzung gegenüber schizophrenen Erkrankungen untersucht und inzwischen auch durch eine Reihe externer Validatoren gut bestätigt werden konnte (Beckmann et al. 1990; Lanczik u. Fritze 1992; Strik et al. 1993; Franzek et al. 1996; Strik et al. 1996; Stöber et al. 1997; Franzek u. Beckmann 1998a), rückt nun die Differenzierung gegenüber affektiven Psychosen in den Blickpunkt des Interesses, da zykloide Psychosen von verschiedenen Autoren zumindest in einem Teil der Fälle als atypische Varianten affektiver Erkrankungen (Fish 1964; Jamison 1982; Cutting 1990; Jönsson 1992; Mojtabai 2000; Walden u. Grunze 2000) oder als affektdominante schizoaffektive Psychosen (Bräunig 1995) angesehen werden. Die vorliegende Studie wurde unternommen, um systematisch und methodisch kontrolliert Daten über die Häufigkeit und genaue Art psychischer Erkrankungen im Familienbild von Patienten mit zykloiden Psychosen zu erheben und unter dem Aspekt der familiären Auftretensfrequenz die Frage der nosologischen Abgrenzbarkeit zykloider Psychosen gegenüber der manisch-depressiven Erkrankung zu beleuchten.

## 1.2 Klinisch-genetische Untersuchungsmethoden in der Psychiatrie

Die klinische Genetik bedient sich dreier „klassischer" genetisch-epidemiologischer Untersuchungsmethoden, nämlich der Zwillings-, Adoptions- und Familienstudie (Faraone u. Santangelo 1992; Khoury et al. 1993; Faraone u. Tsuang 1995). *Zwillingsuntersuchungen* machen sich die genetische Identität monozygoter Zwillinge zu Nutze, indem sie die Erblichkeit einer Erkrankung durch den Vergleich der Konkordanzraten für diese Erkrankung bei monozygoten und dizygoten Zwillingen untersuchen. Mittels *Adoptionsstudien* lassen sich Umweltfaktoren bzw. psychosoziale Einflüsse von genetischen bzw. anlagebedingten Einflüssen differenzieren, da adoptierte Kinder mit den für ihr psychosoziales Umfeld verantwortlichen Adoptiveltern keine genetische Beziehung haben. *Familienuntersuchungen* zielen darauf ab, zu ermitteln, mit welcher Häufigkeit unter den biologischen Verwandten eines erkrankten Individuums das gleiche Erkrankungsbild oder andere Störungen auftreten und hieraus dann Morbiditätsrisiken zu errechnen. Sie lassen vor allem durch die Beantwortung folgender Fragen Rückschlüsse hinsichtlich der Ätiologie und Nosologie einer Erkrankung zu (Nurnberger u. Berrettini 1998):

Unterliegen Verwandte erkrankter Personen im Vergleich zu Verwandten nicht erkrankter Personen einem höheren Risiko, selbst zu erkranken? Zeigen die Erkrankungen von Familienmitgliedern die gleiche Symptomatik?
Welche anderen Auffälligkeiten finden sich ebenfalls gehäuft unter Verwandten einer erkrankten Person, d.h. hängen möglicherweise mit der Erkrankung zusammen?
Läßt sich ein bestimmter Erbgang ausmachen?

Für die Beantwortung der ersten beiden Fragen sind vor allem Fall-Kontroll-Studien geeignet, die sich üblicherweise auf die Verwandten ersten Grades erstrecken. Die Beantwortung der dritten Frage erfordert dagegen die Untersuchung möglichst aller lebenden Verwandten und die Datensammlung über alle verstorbenen Verwandten auch entfernterer Grade („Extended pedigree"-Methode) in ausgewählten, besonders informativen Familien. Familienuntersuchungen können somit wesentliche Informationen darüber liefern, inwieweit eine genetische Verursachung bei einer Erkrankung überhaupt in Betracht kommt und damit Aufschluß darüber geben, welche Erkrankungen überhaupt mit molekulargenetischen Methoden weiter untersucht werden sollten. Familienuntersuchungen alleine können allerdings auch bei deutlicher familiärer Häufung eines Merkmals nicht beweisen, daß tatsächlich eine genetische Komponente und nicht intrafamiliär gleichartige Umwelteinflüsse für die Aggregation ausschlaggebend sind (Ottman et al. 1991). Andererseits kann der Einfluß einer familiären Aggregation nicht-genetischer Faktoren in Abwesenheit jeglicher genetischer Faktoren kaum als allein verantwortliche Ursache und ausreichende Erklärung einer familiären Häufung von Erkrankungen angesehen werden (Khoury et al. 1988; Khoury et al. 1993). In jedem Fall liefern Familienstudien trotz der begrenzten Möglichkeiten zur genauen Spezifizierung der familiären Faktoren wesentliche Informationen im Hinblick auf die externe Validierung und nosologische Differenzierung diagnostischer Entitäten. Ihr Nutzen in der Aufklärung von Nosologie und Ätiologie seelischer Erkrankungen steht somit außer Frage.

## 1.3 Probleme der psychiatrischen Diagnostik

Eine wesentliche Voraussetzung zur validen Erfassung von Unterschieden hinsichtlich familiärer bzw. genetischer Einflüsse in der Entstehung von Erkrankungen ist die zuverlässige Abgrenzbarkeit homogener klinischer Phänotypen. Gerade hier liegt im Gebiet der Psychiatrie ein zentrales Problem, da nach wie vor die adäquate klinische Differenzierung von Psychoseerkrankungen auf der Syndromebene umstritten ist. Bis in jüngste Zeit galt vor allem die Reliabilität der Diagnostik als das Hauptproblem psychiatrischer Klassifikation, wodurch jedoch die tatsächliche Situation schlicht verkannt wurde, ist es doch die Validität der psychiatrischen Diagnosen, die in Frage steht (Tsuang et al. 1992; Kringlen 1993).

Die Einführung atheoretischer und anosologischer operationalisierter Diagnosekriterien im „Diagnostischen und Statistischen Manual Psychischer Störungen" (DSM), das derzeit in der vierten Fassung vorliegt (American Psychiatric Association 1994), und ebenso in der Internationalen Klassifikation psychischer Erkrankungen (ICD) in der aktuell zehnten Fassung (Weltgesundheitsorganisation 1991), hat zwar reliabel diagnostizierbare Störungsbilder definiert, deren klinische Validität jedoch keineswegs unumstritten ist (Ungvari 1983; Kringlen 1993; Maj 1998; Hyman 1999; Klosterkötter 1999; Hojaij 2000). So erscheinen etliche diagnostische Kriterien hinsichtlich einer für eine bestimmte Diagnose geforderten Zeitdauer der Symptomatik durch Konsens festgelegt. Eine weitere grundlegende, von Maj (1998) anhand des Schizophreniebegriffes des DSM-IV beispielhaft aufgezeigte Problematik der aktuell angewandten Diagnostik ist die Vernachlässigung einer klar abgrenzbaren, klinisch fest umschriebenen Syndromcharakterisierung zugunsten einer bloßen Auswahl verschiedener Möglichkeiten von Symptomkombinationen. Indem aus einem Katalog angebotener Symptome lediglich eine bestimmte Mindestzahl über einen bestimmten Zeitraum hinweg vorliegen muß, um eine Diagnose zu rechtfertigen, können ganz heterogene Krankheitsbilder unter die gleiche diagnostische Bezeichnung fallen. Die Zusammensetzung der Symptomatik ist also gleichsam in einem bestimmten Rahmen frei kombinierbar. Es liegt auf der Hand, daß dies nicht dazu dienen kann, scharf umgrenzte, im Querschnittsbild und Langzeitverlauf klar differenzierte Krankheitsbilder zu diagnostizieren, sondern eher zu Spektrumdiagnosen führt, die ein weites Feld möglicher Symptomkombinationen abdecken. Da das Ziel psychopathologischer und differentialdiagnostischer Differenzierung jedoch stets die Herausarbeitung klinisch homogener Krankheitsbilder sein sollte, muß ein solches Vorgehen gerade im Hinblick auf wissenschaftliche Fragestellungen Unzufriedenheit hinterlassen und läßt nach alternativen Konzeptionen suchen. Dies wird besonders deutlich angesichts der Tatsache, daß die bisherigen Befunde klinisch genetischer Forschung vielfach ganz heterogene Resultate erbrachten und viele Fragen offen lassen.

Im Kern lassen sich nahezu alle Klassifikationen „funktioneller" Psychosen bis hin zu den in wissenschaftlichen Studien heute praktisch durchwegs verwendeten Kriterienkatalogen der American Psychiatric Association in ihrer jeweils aktuellen Fassung trotz Verwendung neuer Termini auf die Kraepelinsche Dichotomie endogener Psychosen zurückführen (Klosterkötter 1999). Die Validität dieser Dichotomie wird jedoch nicht zuletzt aufgrund der uneinheitlichen Befunde bei der Suche nach den Ursachen dieser Erkrankungen zunehmend in Frage gestellt. So meint Berettini (2000) beispielsweise, daß durch Fortschritte in der genetischen Forschung eine Redefinition dieser Dichotomie im Sinne einer Unterteilung in multiple nosologische Kategorien, die dann auch ätiologisch different sind, zu erwarten sei. Dies entspräche einer Vorgehensweise, die eine Nosologie gleichsam rückwirkend aus erhobenen Befunden erarbeitet. Solche Befunde sind aber wiederum nur bei Anwendung valider Klassifikationen zu erheben. Ob dies auf der Basis der gegenwärtigen Diagnostik möglich ist, ist zu bezweifeln. Hält man sich daher an die bislang in der medizinischen und insbesondere psychiatrischen Ätiologieforschung eingeschlagene Vorgehensweise, liegt es näher, zunächst eine Redefinition der Phänotypen im Sinne einer genaueren Unterscheidung auf der Ebene der Symptomatologie anzustreben.

Angesichts dieser Problematik könnte sich die Anwendung der Diagnostik entsprechend der Systematik Karl Leonhards (1957a, 1995) als vorteilhaft erweisen.
Diese Klassifikation erlaubt vor allem auf dem Gebiet der endogenen Psychosen
eine sehr differenzierte Unterscheidung vielfältiger Krankheitsbilder. Die von Leonhard aufbauend auf Wernicke (1900) und Kleist (1953) herausgearbeiteten
Krankheitsformen stellen dabei keineswegs typologische Schilderungen modellhafter Fälle dar, sondern müssen im Sinne einer maximal operationalisierten Diagnostik verstanden werden; denn es werden jeweils alle für die Diagnosestellung
obligaten Kriterien exakt festgelegt, so daß es keinen Spielraum für frei kombinierbare Symptomkomplexe und daraus entstehende diagnostische Unschärfen
gibt. Dieser aus langjähriger klinisch-empirischer Quer- und Längsschnittbeobachtung hervorgegangenen Konzeption zufolge müssen Krankheitsbilder, um als
klinisch valide gelten zu können, fest umschriebene Symptomverbände und eine
damit verbundene charakteristische Verlaufsgestalt aufweisen. Letzteres ist die
Grundvoraussetzung für weitere ätiologische Untersuchungen bzw. eine Validierung durch externe Kriterien. Vom Grundgedanken her sollte eine solche Klassifikation hinsichtlich wissenschaftlicher Fragestellungen besonders fruchtbar sein,
wenngleich die Handhabung sicher sehr viel komplexer ist als die der gegenwärtigen Standardklassifikationen ICD-10 und DSM-IV. Dennoch haben sich Zweifel
an der Reliabilität der Leonhard-Diagnostik als nicht stichhaltig erwiesen, lassen
sich doch bei entsprechender Einarbeitung der Untersucher hohe Interrater-
Reliabilitäten erzielen (Franzek u. Beckmann 1992b; Pfuhlmann et al. 1997).

In der vorliegenden Untersuchung wird daher die diagnostische Klassifikation
entsprechend den Kriterien Leonhards angewendet, um so weiterführende Erkenntnisse hinsichtlich der Nosologie und klinischen Genetik endogener Psychosen zu gewinnen, die die Heterogenität der bisherigen Befunde aufzuklären helfen.

# 2 Das Konzept der zykloiden Psychosen

## 2.1 Historische Entwicklung

Die Abgrenzung der zykloiden Psychosen hat ihre ideengeschichtliche Basis im Problem der „atypischen Psychosen", das die Frage nach der Klassifikation derjenigen Krankheitsbilder umfaßt, die innerhalb der Kraepelinschen Dichotomie endogener Psychosen weder der Dementia praecox noch dem manisch depressiven Irresein zugeordnet werden können. Die klinisch-psychopathologische Differenzierung und nosologische Einordnung dieser Erkrankungsformen stellt ein zentrales Problem jeder psychiatrischen Klassifikation von Kraepelin bis heute dar (Ollerenshaw 1973; Klosterkötter 1999). Bleulers (1911) Vorgehen der Ersetzung des Konzepts der Dementia praecox durch einen weit gefaßten Schizophreniebegriff unter Vernachlässigung des prognostischen Elements hat sich hier zwar als höchst einflußreich erwiesen, faßt aber eine solche Fülle klinischer Bilder mit ganz unterschiedlichen Erscheinungsformen und Verlaufscharakteristika unter dem Begriff der Schizophrenie zusammen, daß der heuristische Wert der Diagnose fragwürdig wird. Die in der alltäglichen klinischen Arbeit entscheidend wichtige Aufgabe einer prognostischen Einschätzung wird konsequentermaßen nun für undurchführbar angesehen. Bleuler war sich dieser Problematik zwar durchaus bewußt und sprach immer wieder von der „Gruppe der Schizophrenien", behandelte sie andererseits aber doch wie eine Einheit. Schneiders (1967) nur noch typologische Unterscheidungen anerkennende Sichtweise steht vor ähnlichen Problemen hinsichtlich ihrer prognostischen Aussagekraft wie auch hinsichtlich ihrer Fruchtbarkeit für ätiologische Forschungen.

Angesichts dieses Dilemmas mußte sich der Gedanke einer nosologischen Eigenständigkeit weiterer Formen endogener Psychosen über die Kraepelinsche Dichotomie hinaus geradezu aufdrängen. Eine deskriptiv-phänomenologische Basis für eine differenzierte Unterteilung vielfältiger klinischer Syndrome hatte schon Carl Wernicke (1900) mit seiner Beschreibung einer Vielzahl eigenständiger syndromaler Gestaltungen von Psychosen erarbeitet, die bereits die für die zykloiden Psychosen charakteristischen klinischen Bilder erfaßte (Franzek 1990). Karl Kleist (1926, 1928) versuchte die syndromale Differenzierung Wernickes und die ätiologisch-prognostisch orientierte Betrachtungsweise Kraepelins zu integrieren (Teichmann 1990). Er beschrieb „zykloide Randpsychosen", die von schizophrenen Erkrankungen abzutrennen und eher an den „Rand" der phasischen Erkrankungen zu stellen seien. Unter diese „zykloiden Randpsychosen" faßte er die von

seinem Mitarbeiter Fünfgeld (1936) näher untersuchte Motilitätspsychose und
Verwirrtheitspsychose, während die Eingebungspsychose als „paranoide Rand-
psychose" angesehen wurde und aufgrund von Arbeiten Karl Leonhards später als
bipolare „ängstlich-ekstatische Wahnpsychose" bezeichnet wurde.

Seine endgültige Gestalt erhielt das Konzept der zykloiden Psychosen schließ-
lich durch Karl Leonhard (1957a,b; 1960, 1995). Dieser ließ den Begriff der
Randpsychosen fallen und faßte aufgrund ihrer Zusammengehörigkeit hinsichtlich
Syndromcharakter, Verlaufstypologie und Prognose die zykloiden Formen Kleists,
nämlich die Verwirrtheits- und Motilitätspsychose, als eigenständige nosologische
Gruppe auf, der er die Angst-Glücks-Psychose (Kleists ängstlich-ekstatische
Wahnpsychose) beiordnete, wobei er die für alle Formen charakteristische Bipolarität besonders herausstrich. Die zykloiden Psychosen nehmen in der Leonhardschen Nosologie als eigenständige Gruppe unter den Hauptgruppen der endogenen
Psychosen eine zentrale Position zwischen den phasischen affektiven Psychosen
(monopolare und bipolare affektive Psychosen) und den Schizophrenien (unsystematische und systematische Schizophrenien) ein.

## 2.2 Diagnostische Kriterien zykloider Psychosen

Zykloide Psychosen sind bipolare phasische Erkrankungen, remittieren also nach
jeder Phase vollständig und lassen keine Defektsymptomatik zurück. Sie sind zu
unterteilen in die drei Subformen Angst-Glücks-Psychose, Verwirrtheitspsychose
und Motilitätspsychose. Bei der Angst-Glücks-Psychose ist das führende Element
die affektive Störung mit den charakteristischen, daraus hervorgehenden Ideen,
bei der Verwirrtheitspsychose die spezifische formale Denkstörung einer Inkohä-
renz der Themenwahl und damit verbunden Personenverkennungen und abnorme
Bedeutungssetzungen, bei der Motilitätspsychose die eigenständige Störung der
Expressiv- und Reaktivmotorik. Unter Expressivbewegungen sind hierbei unwill-
kürliche Bewegungsmuster als Ausdruck innerseelischer Zustände, wie etwa Mie-
nen und Gesten, zu verstehen, unter Reaktivbewegungen spontane, auf äußere
Eindrücke hin erfolgende Bewegungen im Sinne eines ungesteuerten Zugreifens
und Hantierens im Sinne einer Hypermetamorphose nach Wernicke. Die diagnostischen Kriterien der einzelnen Subformen haben wir nachstehend zusammengefaßt.

**Angst-Glücks-Psychose**
*Angstpol:*
- Schwere Angst mit Mißtrauen und Eigenbeziehungen
- Ängstlich paranoide Ideenbildung: Bedrohung, Verfolgung/Vernichtung, ängstliche Umdeutung von Umgebungsereignissen
- Affektkongruente illusionäre bzw. halluzinatorische Sinnestäuschungen (meist Phoneme oder ängstlich gefärbte hypochondrische Sensationen, seltener optische Erlebnisse)

*Glückspol:*
- Ekstatische Gestimmtheit mit entsprechender Ideenbildung, dabei charakteristischerweise altruisitisches Element der Ideen: Beglückungs-, Berufungs-, Erlöserideen
- Affektgetragene Sinnestäuschungen: z. B. göttliche Eingebungen (Stimmen, Visionen, Erscheinungen)
- Pathetische Gestik, ekstatischer Ausdruck

*Beide Pole:*
- Selbstopferungsideen: sehr charakteristische Doppelgesichtigkeit der Ideenbildung (Angst und Erlösung)

**Verwirrtheitspsychose**
*Erregter Pol:*
- Inkohärenter Rededrang, in leichteren Graden inkohärente oder nur abschweifende Themenwahl
- Flüchtige Personenverkennungen
- Flüchtige Beziehungsideen oder Sinnestäuschungen

*Gehemmter Pol:*
- Denkhemmung mit Ratlosigkeit bis hin zum Mutismus, dabei fragende Haltung, keine Abstumpfung
- Bedeutungs- und Beziehungsideen
- Sinnestäuschungen vorwiegend akustischer, aber auch optischer und somatopsychischer Art

**Motilitätspsychose**
*Hyperkinetischer Pol:*
- Gesteigerte, oft „übertrieben" wirkende Expressiv- und Reaktivbewegungen, die aber keine qualitativ abnormen Bewegungsmuster beinhalten
- Starke Anregbarkeit/Ablenkbarkeit durch äußere Gegebenheiten, motorische Zuwendungsreaktionen, mitunter fortwährende, leerlaufende motorische Aktivität
- Gelegentlich motorische Sprachentäußerungen i. S. unzusammenhängender kurzer Sätze (ohne Rededrang) oder unartikulierter Laute mit Ausdruckscharakter (z.B. Schreien, Johlen)

*Akinetischer Pol:*
- Verminderung der Reaktivbewegungen und Erstarrung der Ausdrucksmotorik
- In schwerer Form auch Erliegen der Willkürmotorik
- Oft fehlende Spontansprache

Die Bipolarität der Erkrankungen zeigt sich oftmals schon im Querschnittsbild, indem sich Elemente des anderen Pols beimischen können.Trotz der Vielgestaltigkeit der Symptomatik kann unter genauer Beachtung der das jeweilige klinische Bild bestimmenden Züge praktisch immer die Zuordnung zu einer der drei Subformen erfolgen. Die wesentlichen Symptome, die für die Zuordnung zu der jeweiligen Subform vorhanden sein müssen, wurden von Leonhard exakt definiert, so daß es sich um hochoperationalisierte Diagnosen handelt. Ein Absehen von dieser genauen Zuordnung führt dagegen unweigerlich zu einer Aufweichung des fest umrissenen Konzeptes und läßt die Grenzen wieder unscharf werden.

## 2.3 Klinische Validität der Diagnose „zykloide Psychose"

Die klinische Bedeutung der zykloiden Psychosen wurde von verschiedenen internationalen Arbeitsgruppen (Perris 1974, Cutting et al. 1978; Brockington et al. 1982; Zaudig 1990; Jönsson et al. 1991) in mehreren Untersuchungen unabhängig voneinander bestätigt. Die hohe diagnostische Stabilität und prognostische Validität dieser Diagnose konnten von Beckmann u. Mitarbeitern (1990) auch in einer prospektiven Untersuchung aufgezeigt werden. Die Arbeitsgruppe um Beckmann verwendete dabei als einzige die diagnostischen Kriterien im strikten Sinne Leonhards (Leonhard 1995), während die anderen Autoren die zwar an Leonhard orientierten, aber in vieler Hinsicht weniger differenzierten Kriterien von Perris und Brockington (1981) zugrunde legten. Die Ergebnisse der Studien deuten dennoch übereinstimmend darauf hin, daß die zykloiden Psychosen hinsichtlich klinischer Aspekte wie Symptomatologie und Verlauf weder in das Spektrum der schizophrenen Erkrankungen im engeren Sinne integriert werden können, noch mit den sogenannten schizoaffektiven Psychosen, bei denen Komponenten schizophrener und affektiver Störungen gleichzeitig auftreten, identisch sind (Maj 1984; Vogl u. Zaudig 1985). Auch hinsichtlich der Therapie kann trotz des bisherigen Fehlens randomisierter und kontrollierter Studien gesagt werden, daß zykloide Psychosen nicht mit schizophrenen Psychosen gleichgesetzt werden dürfen (Solti 1988; Jarema et al. 1991). Insbesondere muß vor einer Langzeit-Behandlung mit Neuroleptika gewarnt werden (Albert 1986), während eine phasenprophylaktische Medikation mit Lithium einer Studie von Perris (1978) zufolge nützlich sein kann.

Bislang existieren nur wenig epidemiologische Angaben über zykloide Psychosen. Die schwedische Arbeitsgruppe um Lindvall (1993) berichtete für hospitalisierte Patienten eine Ein-Jahres-Inzidenz von 0,043 Erkrankungen pro 1000 Einwohner in der Altersgruppe von 15–50 Jahren. Hierbei wiesen Frauen mit 0,050 Erkrankungen pro 100 Personen gegenüber Männern mit 0,036 Erkrankungen die höhere Inzidenz auf. Diese Angaben beruhen auf einer Diagnostik entsprechend den Kriterien von Perris und Brockington (1981). Im Rahmen der populationsbasierten „Lundby-Studie" erhoben Lindvall et al. (1986) ebenfalls epidemiologische Daten zu zykloiden Psychosen, die hier auch nach Leonhard diagnostiziert wurden. Während in diesem Kollektiv kein an einer zykloiden Psychose erkrankter Mann gefunden wurde, wurde für Frauen ein kumulatives Erkrankungsrisiko von 0,7 % bis zum 60. Lebensjahr ermittelt. Leonhard selbst erhob keine populationsbasierten Daten, ermittelte jedoch die Häufigkeit zykloider Psychosen unter in den Jahren 1960/61 in der Charité hospitalisierten Patienten, die im Schneiderschen Sinne eine „schizophrene" Symptomatik aufwiesen. Der Anteil zykloider Psychosen unter diesen Patienten belief sich auf 36,7 % (Leonhard u. von Trostorff 1964).

## 2.4 Die Frage der nosologischen Stellung der zykloiden Psychosen

Nachdem unter Umgehung der bereits von Leonhard erhobenen Befunde zur nosologischen Einordnung die Abgrenzung zykloider Psychosen von schizophrenen und affektiven Erkrankungen lange Zeit nur als heuristisches Prinzip postuliert wurde (Brockington et al. 1982), wurden in den letzten Jahren eine Anzahl von biologischen Befunden erhoben, die externe Validatoren dieser diagnostischen Kategorie darstellen. Die Befunde deuten darauf hin, daß die zykloiden Psychosen eine nosologisch eigenständige Gruppe innerhalb der endogenen Psychosen bilden.

Zunächst fiel in Untersuchungen zur Geburtensaisonalität auf, daß die für Erkrankungen des schizophrenen Spektrums immer wieder beschriebene Geburtenhäufung in den Winter- bzw. Frühjahrsmonaten nur bei zykloiden Psychosen und systematischen Schizophrenien, also bei nach klinischer Beobachtung sporadisch auftretenden Erkrankungsformen, nicht aber bei den hauptsächlich genetisch determinierten unsystematischen Schizophrenien auftritt (Beckmann u. Franzek 1992; Franzek u. Beckmann 1992a). Stöber u. Mitarbeiter (1997) fanden später in Ergänzung hierzu schwangerschaftsanamnestisch bei Müttern von Patienten mit zykloiden Psychosen eine Häufung von für die kalte Jahreszeit typischen Infektionserkrankungen, insbesondere grippaler Infekte bzw. fieberhafter Erkältungen, im ersten Trimenon der Schwangerschaft. Die Infektionen waren mit weiteren Schwangerschaftskomplikationen assoziiert und korrelierten mit einem früheren Erkrankungsbeginn. Patienten mit unsystematischen Schizophrenien und ebenso Patienten mit manisch-depressiver Erkrankung wiesen keine Erhöhung der Rate an Schwangerschaftsinfektionen auf. Solche Infekte fanden sich dagegen gehäuft auch bei Müttern von Patienten mit sporadisch auftretenden systematischen Schizophrenien nach Leonhard, dort allerdings vorwiegend im zweiten Trimenon (Stöber et al. 1993). Daraus ergeben sich deutliche Hinweise, daß während der pränatalen Entwicklung einwirkende exogene schädigende Einflüsse in der Genese zykloider Psychosen und systematischer Schizophrenien eine wichtige Rolle spielen könnten, wobei die kritische Zeitspanne der Einwirkung dieser Faktoren je nach Erkrankung unterschiedlich verteilt ist.

Franzek et al. (1996) fanden bei zykloiden Psychosen neuroradiologische Auffälligkeiten, die mit diesen Beobachtungen gut zu vereinbaren sind. Sie stellten
vermehrt unspezifische Abnormitäten im kranialen Computertomogramm von
zykloid psychotischen Patienten fest, als deren wahrscheinlichste Ursache nach
unabhängiger neuroradiologischer Diagnostik prä- oder perinatale Schädigungen
anzunehmen waren. Falkai u. Mitarbeiter (1995) beschrieben bei zykloid psychotischen Patienten unspezifische Auffälligkeiten der kranialen Bildgebung im Sinne
einer erhöhten Ventrikel-Brain-Ratio. Auch mittels funktioneller Diagnostik haben
sich spezifische Befunde aufweisen lassen. Untersuchungen des evozierten Poten-
tials P300 ergaben, daß dieses bei zykloiden Psychosen im Gegensatz zu schizophrenen Psychosen nicht in seinem Peak nach rechts verlagert ist und auch nicht
die für schizophrene Psychosen inzwischen vielfach bestätigte Amplitudenminde-
rung aufweist, sondern daß die Amplitude sogar im Vergleich zu gesunden Kontrollen erhöht ist (Strik et al. 1996). Eine Arbeitsgruppe um Warkentin (1992) fand
bei Patienten mit floriden zykloiden Psychosen eine signifikante Erhöhung des
mittleren hemisphärischen Blutflusses sowie ein verändertes Verteilungsmuster
des Blutflusses. Diese Befunde unterschieden sich sowohl von denen gesunder
Kontrollpersonen als auch von den bei Patienten mit schizophrenen oder manisch-
depressiven Psychosen gefundenen Verteilungsmustern und Intensitäten des ze-
rebralen Blutflusses.

Insgesamt gibt es demnach Hinweise darauf, daß in der Entstehung zykloider
Psychosen zu bestimmten Zeiten der Schwangerschaft einwirkende schädigende
exogene Einflüsse im Sinne einer Störung der Entwicklung zentralnervöser
Strukturen eine wichtige Rolle spielen.

## 2.5 Zykloide Psychosen in DSM-IV und ICD-10

In der ICD-10 Klassifikation (Weltgesundheitsorganisation 1991) werden die
zykloiden Psychosen bei den „akuten polymorphen psychotischen Störungen"
aufgeführt, die Subtypen der Kategorie der „vorübergehenden akuten psychotischen Störungen" (F 23) darstellen. Unter diesem Begriff wird eine heterogene
Gruppe von Störungsbildern mit akut einsetzender und kurzdauernder, produktiv
psychotischer Symptomatik zusammengefaßt, die von schizophrenen Psychosen
anhand verschiedener epidemiologischer und biologischer Indikatoren unterschieden werden müsse (Susser et al. 1995a,b; Marneros et al. 2000). Die Diagnose
stützt sich in hohem Maße auf formale Kriterien, insbesondere Zeitkriterien der
Akuität des Auftretens und der raschen Remission, die letztlich aber nicht zurei-
chend begründet werden können und daher willkürlich und der klinischen Realität
nicht angemessen erscheinen (Mojtabai et al. 2000). Die „akuten polymorphen
psychotischen Störungen" entsprechen somit keineswegs dem Konzept der
zykloiden Psychosen im Leonhardschen Sinn. Es wird auch keine dezidierte prog-

nostische Aussage getroffen, sondern lediglich etwas vage festgestellt, daß die
Prognose im allgemeinen gut zu sein scheint – je abrupter der Beginn, desto besser. Die syndromalen Kriterien beinhalten einige Merkmale zykloider Psychosen
(Pillmann et al. 2000), die jedoch nur wenig differenziert beschrieben werden und
nicht im Sinne charakteristischer Symptomverbände aufgefaßt werden. Werden
die willkürlichen erscheinenden Zeitkriterien des Auftretens und der Dauer nicht
erfüllt, müssen zykloide Psychosen anderen Kategorien, wie etwa den schizophrenen oder schizoaffektiven Psychosen, zugeordnet werden. Das Konzept der schizoaffektiven Psychosen, das von Kasanin (1933) anhand nur weniger Fälle entwi-
ckelt wurde, bietet nur eine unscharf abgegrenzte syndromale Charakterisierung
und erlaubt keine dezidierte prognostische Beurteilung. Es hat seit der Erstbe-
schreibung vielfältige Wandlungen bis zu den heute gebräuchlichen Definitionen
in DSM-IV bzw. ICD-10 erfahren und umfaßt eine ganze Anzahl heterogener
Krankheitsbilder (Brockington u. Leff 1979), die gelegentlich auch zykloide Psychosen einschließen können, obgleich beide Konzepte klar voneinander unterschieden werden müssen (Cutting et al. 1978; Vogl u. Zaudig 1985; Perris 1986;
Zaudig 1990).

Die Kategorie der „kurzen psychotischen Störung" in DSM-IV (American Psychiatric Association 1994) ist noch weiter vom eigentlichen Konzept der zykloiden Psychosen entfernt als die der „akuten polymorphen psychotischen Störungen" in ICD-10, stellt jedoch offenkundig eine Art Pendant zur letzteren Kategorie
dar. Sie wird anhand ähnlicher Verlaufskriterien diagnostiziert und ist in der Symptomatik nur grob durch „Wahn", „Halluzinationen", „desorganisierte Sprechwei-
se" und „desorganisiertes oder katatones Verhalten" charakteristiert. Festzuhalten
bleibt, daß weder in der ICD-10 noch im DSM-IV die zykloiden Psychosen im
Leonhardschen Sinne eine Entsprechung haben.

# 3 Leonhards Konzeption der manisch-depressiven Erkrankung

Nach ICD-10 bzw. DSM-IV ist eine bipolare affektive Störung nur dann zu diagnostizieren, wenn im Verlauf mindestens eine manische bzw. hypomane Episode vorgelegen hat, wobei auch im Falle ausschließlicher manischer Phasen eine Zuordnung zur bipolaren affektiven Erkrankung erfolgen soll. In der DSM-IV werden zusätzlich die Subtypen Bipolar-I bzw. Bipolar-II unterschieden. Typ I erfordert eine mindestens einwöchige Manie und fakultativ im Längsschnitt das Vorhandensein einer Episode einer Major Depression oder eines affektiven Mischzustandes. Beim Typ II ist eine Hypomanie von mindestens 4 Tagen Dauer und obligat eine mindestens zweiwöchige Episode einer Major Depression gefordert. Werden diese Kriterien nicht erfüllt, ist „bipolare Störung, nicht anderweitig spezifiziert" zu diagnostizieren. Die Diskussion um die Validität einer solchen Subtypisierung bipolarer Störungen ist jedoch nicht abgeschlossen (Akiskal 1996; Schatzberg 1998). Die Prävalenzschätzungen bezüglich dieser Erkrankung liegen zwischen 0,4 % für eine Stichprobe aus der deutschen erwachsenen Allgemeinbevölkerung (Meyer et al. 2000) und 1,3 % in US-amerikanischen Untersuchungen, wovon 0,8 % als bipolar I und 0,5 % als bipolar II zu klassifizieren seien (Tohen und Goodwin 1995). Die Angaben zur Geschlechterverteilung differieren ebenfalls deutlich. Zumeist werden Männer und Frauen als etwa gleich häufig betroffen beschrieben (Hendrick et al. 2000), andererseits zeigt eine aktuelle Erhebung an einem großen Kollektiv der Allgemeinbevölkerung in Norddeutschland ein signifikantes Überwiegen des weiblichen Geschlechts mit einem Geschlechterverhältnis von nahezu 3:1 (Meyer et al. 2000). Kritisch anzumerken bleibt zu den epidemiologischen Daten, daß die gegenwärtig angewendeten Diagnosekriterien zwangsläufig zu einer Unterrepräsentation erst aus dem Verlauf diagnostizierbarer bipolarer affektiver Erkrankungen gegenüber aus dem Querschnittsbild diagnostizierbaren unipolaren Depressionen führen müssen (Ghaemi et al. 1999).

Leonhards Konzeption der manisch-depressiven Erkrankung (MDE) vermeidet diese Problematik, indem sie von den üblichen Auffassungen in einigen wesentlichen Punkten abweicht (Leonhard 1968, 1995). Während es nach DSM-IV und ICD-10 im Querschnitt keine Unterscheidungsmöglichkeit zwischen unipolaren und bipolaren depressiven Episoden gibt, sind bei Leonhard auch vordergründig ausschließlich durch depressive Phasen gekennzeichnete Verläufe bei Vorhandensein charakteristischer klinischer Merkmale als zur manisch-depressiven Erkrankung gehörig zu diagnostizieren. Das entscheidende Kriterium ist hierbei das

Vorliegen von Misch- und Teilzuständen, die bei monopolaren affektiven Psychosen im Leonhardschen Sinne nie vorkommen. Es müssen sich also nicht unbedingt im Verlauf voll ausgeprägte melancholische oder manische Grundsyndrome abwechseln – was selbstverständlich auch vorkommen kann – sondern es ist häufig so, daß Elemente des Gegenpols das Syndrom eines Pols modifizieren. Ferner sind bei der manisch-depressiven Erkrankung nicht immer alle Symptome des manischen bzw. melancholischen Vollbilds vorhanden, sondern Teilzustände mit Fehlen einzelner Komponenten sind möglich. Außerdem findet sich typischerweise eine Labilität des Affektes mit raschem Affektwechsel. Die Abwandlung der manischen oder melancholischen Grundsyndrome, die auch im Verlauf immer wieder neue Variationen im Rahmen nachfolgender Phasen aufweisen kann, wird so zum wegweisenden Unterscheidungskriterium gegenüber monopolaren affektiven Psychosen, die durch stabile, monomorphe und in allen Phasen in gleicher Form wiederkehrende Syndromverbände gekennzeichnet sind. Trotz der Vielgestaltigkeit der Symptomatik ist die manisch-depressive Erkrankung auf diese Weise definitorisch scharf von den monopolaren affektiven Psychosen abgegrenzt.

Obgleich außerhalb der Leonhardschen Nosologie die Ununterscheidbarkeit unipolarer und bipolarer affektiver Erkrankungen hinsichtlich ihrer Querschnittsbilder immer wieder betont wurde (Blacker et al. 1993), wurde in jüngster Zeit darauf hingewiesen, daß auch im Rahmen einer DSM-IV-orientierten Diagnostik aus der Querschnittsymptomatik Hinweise auf Uni- oder Bipolarität abgeleitet werden konnten (Benazzi 2000a, b), indem sich „atypische Merkmale" depressiver Episoden im Sinne von Mischzuständen mit Beimengung (hypo-)manischer Symptome signifikant häufiger bei bipolaren (untersucht wurden vor allem bipolar-II-Formen) als bei unipolaren Erkrankungen fanden.

Ein weiterer Unterschied zur heute üblichen Diagnosepraxis ist, daß monopolare manische Verläufe bei Leonhard nicht einfach als Form der MDE aufgefaßt werden, sondern je nach klinischem Bild der reinen Manie bzw. einer Subform der seltenen reinen Euphorien zugeordnet werden müssen. Letztere betreffen ausschließlich die affektive Sphäre, beinhalten niemals eine Steigerung von Antrieb und Psychomotorik und weisen wie alle monopolaren affektiven Psychosen streng monomorphe Syndrome auf, die in jeder Episode in gleicher Weise wiederkehren. Die reine Manie zeigt dabei stets das voll ausgeprägte manische Grundsyndrom mit gehobener Stimmung, Antriebssteigerung, Denkbeschleunigung und Vielgeschäftigkeit, während die manischen Syndrome im Rahmen der MDE meist vielgestaltig und labil sind. Außerdem ist eine gereizte Färbung der Verstimmung bei der MDE charakteristischerweise vorhanden, während bei der reinen Manie eine Gereiztheit allenfalls kurz und oberflächlich in der Art von Augenblicksreaktionen auftritt. Bei reinen Euphorien fehlen obligat Störungen des Antriebs und der Aktivität, so daß die Symptome ganz auf spezifische Affektveränderungen beschränkt sind.

Durch die genannten Merkmale ist die manisch-depressive Erkrankung einerseits klar von den monopolaren affektiven Psychosen, andererseits aber auch von den zykloiden Psychosen abzugrenzen, die in ihrer Symptomatik weit über ausschließlich affektive Symptome hinausgehen. Nach Leonhards (1995) deskriptiven Daten findet sich bei der MDE ein deutliches Überwiegen des weiblichen Geschlechts mit einem Verhältnis von etwa 2 : 1. Auf die Häufigkeit in der Gesamtbevölkerung bezogene Prävalenzraten für die MDE nach dieser Konzeption existieren bislang nicht. Die diagnostischen Kriterien finden sich nachstehend nochmals im Überblick zusammengefaßt.

---

**Diagnostische Kriterien der manisch-depressiven Erkrankung (Leonhard)**

| *Melancholisches Grundsyndrom* | *Manisches Grundsyndrom* |
|---|---|
| Gedrücktheit der Stimmung | gehobene Stimmung mit Gereiztheit |
| Hemmung des Antriebs | Antriebssteigerung |
| psychomotorische Hemmung | psychomotorische Erregung |
| Denkhemmung | Ideenflucht mit Rededrang |
| Entschlußerschwerung | Kurzschlüssigkeit |

- Grundsyndrome können in voller Ausprägung erscheinen, charakteristisch ist jedoch zusätzlich die *Vielgestaltigkeit des klinischen Bildes mit Abwandlungen der Grundsyndrome* im Gegensatz zu den streng monomorphen Episoden der monopolaren Formen.
- *Mischzustände* mit Auftreten von Symptomen des Gegenpols (intrasyndromale Bipolarität) und *Teilzustände* im Sinne unvollständiger Ausprägungen der Grundsyndrome kommen vor.

# 4 Methodische Fragen bei Familienuntersuchungen

## 4.1 Methodische Grundprinzipien

Familienstudien wie die vorliegende Untersuchung stellen methodisch „Hybrid-formen" aus Fall-Kontroll-Studien und Kohortenstudien dar (Khoury et al. 1993). Das üblicherweise angewandte Design wurde daher als „rekonstruiertes Kohorten-Design" (Susser u. Susser 1989) bezeichnet, wobei die Angehörigen ersten Grades jeweils eine (nach Generationen differenzierbare) „rekonstruierte" Kohorte bilden, deren bestehende oder fehlende Exposition gegenüber einem Risikofaktor durch den Status der Zugehörigkeit zur Familie eines Indexprobanden (Falles) bzw. einer Kontrollperson bestimmt wird. Man kann auch von retrospektiven Kohorten-studien sprechen, indem die Erkrankungsraten von Verwandten eines Individuums auf der Basis einer in Rückschau auf dessen bisheriges Lebensschicksal erarbeiteten Lebenszeit-Diagnose ermittelt werden (Weissman et al. 1986).

Wesentliche Elemente von Familienstudien sind nach gegenwärtigem Standard der Einschluß einer Kontrollgruppe, eine Diagnosestellung blind gegenüber der Gruppenzugehörigkeit und dem Familienbild sowie ein standardisiertes Vorgehen bei der Informationsgewinnung und -auswertung (Weissman et al. 1986; Khoury et al. 1993; Faraone u. Tsuang 1995; Kendler 1997). Zunächst ist ein vollständiger Stammbaum aller Verwandten ersten Grades mit Name, Geburts- und eventuell Todesdatum, Geschlecht und genauer biologischer Beziehung zum Probanden zu erstellen (Thompson et al. 1980). Hierbei sollte auch der (Ehe-)Partner erfaßt werden, da dessen klinischer Status die Erkrankungsrate der Kinder beeinflussen kann. Der den Stammbaum erstellende Untersucher sollte nicht bei der Evaluation der Angehörigen involviert sein. Üblicherweise werden bei Familienstudien von Psychoseerkrankungen nur erwachsene Verwandte untersucht, da ansonsten ein zu geringer Anteil der einem Erkrankungsrisiko unterliegenden Zeitspanne durchlaufen wurde bzw. das Risikoalter überhaupt noch nicht erreicht ist. Die Auswertung aller über eine Person aus verschiedenen Quellen (direkte Untersuchung, Befragung eines Informanden, Studium der Krankenakte) gewonnenen Informationen und die Erstellung einer Diagnose sollte durch einen erfahrenen und gegenüber den Verwandtschaftsbeziehungen blinden Untersucher erfolgen, wobei meist die Vorgehensweise einer „Best-estimate"-Diagnostik empfohlen wird (Leckman et al. 1982; Weissman et al. 1986; Klein et al. 1994).

Für alle sicher als erkrankt diagnostizierten Individuen einschließlich der betroffenen, aber bereits verstorbenen Personen, muß das Alter bei Ersterkrankung ermittelt werden (Thompson u. Weissman 1981). Die Validität der diagnostischen Zuordnung ist bei Familienuntersuchungen besonders wichtig, da bereits das im Rahmen einer routinemäßigen psychiatrischen Diagnostik auftretende Maß an diagnostischen Fehlklassifikationen ganz erhebliche Auswirkungen auf die Ergebnisse hat und die Resultate sogar wertlos machen kann (Kendler 1987). Daher ist eine sorgfältige Diagnostik die entscheidende Basis aller Familienuntersuchungen. Hieraus kann unseres Erachtens nur der Schluß gezogen werden, daß sowohl die Untersuchung als auch die Diagnostik innerhalb einer Familienstudie von klinisch erfahrenen Ärzten durchgeführt werden sollte. Allerdings wird dies gerade bei dem entscheidend wichtigen Element der Untersuchung der Angehörigen immer wieder vernachlässigt, indem hier oft auf klinisch unerfahrene wissenschaftliche Hilfskräfte zurückgegriffen wird. Interessanterweise finden sich in der Literatur zwar Arbeiten zur Frage der methodischen Vorgehensweise bei der Diagnosestellung (Andreasen et al. 1981; Leckman et al. 1982), jedoch keine Untersuchungen zur Problematik der Qualität der gewonnenen Information bei Einsatz klinisch unerfahrener Untersucher.

Hinsichtlich der Vorgehensweise zur Gewinnung der Information über die Verwandten gibt es zwei grundlegend verschiedene Methoden, nämlich die „Family-History"-Methode und die „Family-Study"-Methode.

## 4.2 „Family-History"-Methodik

Bei Anwendung der „Family-History"-Methode wird die Information über alle Familienangehörigen über die Befragung eines, eventuell auch mehrerer Familienangehöriger, die als Informationsquelle für die gesamte restliche Familie dienen, gewonnen. Erkrankungen der jeweiligen Familienangehörigen müssen somit aufgrund der Angaben von Informanden diagnostiziert werden. Die Spezifität dieser Methode kann bei Anwendung standardisierter Erhebungsverfahren und Diagnosekriterien gesteigert werden. Um eine zufriedenstellende Sensitivität zu erreichen, müssen aber recht breite Diagnosekriterien angewandt werden (Thompson et al. 1982; Andreasen et al. 1986). Es liegt auf der Hand, daß eine differenzierte Diagnostik auf diese Weise schwierig bis unmöglich ist. Mehrfach wurde aufgezeigt, daß die Sensitivität einer solchen Vorgehensweise insgesamt gering ist (Andreasen et al. 1986; Weissman et al. 1986; Lavori et al. 1988; Davies et al. 1997) und auch durch Befragung mehrerer Informanden nur wenig erhöht werden kann (Thompson et al. 1982). Es muß eine erhebliche Fehlerquelle insoweit angenommen werden, als bestimmte psychische oder Verhaltensauffälligkeiten von Familienmitgliedern vom jeweiligen Informanden entweder nicht erkannt, nicht entsprechend gewertet, oder aus verschiedensten Gründen nicht berichtet werden. Ferner hat der psychische Status des Informanden Einfluß auf die Rate berichteter Fälle in der Familie (Chapman et al. 1994), aber auch Faktoren wie etwa Geschlecht des Verwandten oder Aktualität der Erkrankung beeinflussen die Sensitivität der fremdanamnestischen Erhebung (Orvaschel et al. 1982).

Es sollten daher möglichst auch vorhandene objektive Unterlagen, wie etwa Krankengeschichten, als Informationsquelle beigezogen werden. Sie sollten stets eigens für die Familienuntersuchung diagnostisch ausgewertet werden. Diagnosen sollten dennoch nicht alleine aus Krankengeschichtsdaten ohne zusätzliche, eigens für die Familienstudie durchgeführte Datenerhebung gestellt werden (Weissman et al. 1986).

## 4.3 „Family-Study"-Methodik

Im Gegensatz zur „Family-History"-Methode fordert die „Family-Study"-Methode eine persönliche Untersuchung der Familienangehörigen zur Gewinnung der Information über das Vorhandensein eines Merkmals bzw. den klinischen Status. Im Falle der Unmöglichkeit einer persönlichen Untersuchung wird eine Befragung per Telefon anstelle der ausschließlichen Beiziehung von Informationen Dritter empfohlen, da so die Rate falsch negativer Ergebnisse zwar höher als bei persönlicher Untersuchung, jedoch geringer als bei der „Family-History"-Methode sei (Colombotos 1969; Weissman et al. 1986). Die „Family-Study"-Methode ist zwar hinsichtlich der Qualität der Datenerhebung der „Family-History"-Methode prinzipiell vorzuziehen, läßt sich allerdings in der Praxis kaum je vollständig verwirklichen, da üblicherweise nicht alle Verwandten zu einer persönlichen Untersuchung oder auch telefonischen Befragung bereit sind oder nicht alle Verwandten ausfindig gemacht werden können bzw. erreichbar oder am Leben sind. Darüber hinaus gibt es auch hier prinzipielle methodische Fehlerquellen. So sind möglicherweise Verwandte mit affektiven Erkrankungen zu einer persönlichen Untersuchung eher bereit als solche mit anderen Erkrankungen (Davies et al. 1997). Ferner gibt es Hinweise darauf, daß Familienmitglieder mit bestimmten Auffälligkeiten, vor allem Suchtproblemen oder Persönlichkeitsstörungen, eine persönliche Untersuchung häufiger ablehnen (Norden et al. 1995) oder solche Probleme in einem Interview negieren. Dies treffe aber auch bei manischen Episoden zu, die oft über fremdanamnestische Informationen besser zu erfassen seien (Andreasen et al. 1986). Erkrankte Verwandte könnten ferner gegenüber gesunden mit höherer Wahrscheinlichkeit bereits verstorben oder an einen unbekannten Ort ohne Adreßangabe verzogen sein. Fehlerquellen in der Selektion der Probanden aufgrund verschiedener Einflußgrößen auf die Bereitschaft bzw. Möglichkeit zur Teilnahme an einer Untersuchung stellen somit den wesentlichen limitierenden Faktor der „Family-Study"-Methodik dar (Khoury et al. 1993).

Daher ist es auch in nach der „Family-Study"-Methode konzipierten Untersuchungen sinnvoll, zum Teil auf die „Family-History"-Methodik zurückzugreifen (Faraone u. Santangelo 1992). Im Dienste einer möglichst kompletten und dabei gleichzeitig möglichst validen Datenerhebung sollte weitestgehend die „Family-Study"-Methode angewandt werden und bei nicht durchführbaren direkten Untersuchungen durch die „Family-History"-Methodik ergänzt werden. Hinsichtlich der Beiziehung vorhandener Krankenunterlagen gilt das gleiche wie für die „Family-History"-Methode.

## 4.4 Rekrutierung von Probanden und Kontrollpersonen

In den meisten Familienstudien erfolgt die Rekrutierung des Probandenkollektivs aus dem Patientengut einer Klinik, was als „Sample-of-convenience"-Methode bezeichnet wird (Ritsner et al. 1991). Da jedoch das Aufsuchen einer Behandlung schon mit einer positiven Familienanamnese assoziiert sein könnte (Kendler 1997), lassen die an einem Kollektiv behandelter Patienten gewonnenen Ergebnisse nicht ohne weiteres eine Aussage über das Gesamtkollektiv betroffener Individuen zu. Diese Einschränkung betrifft aber üblicherweise alle untersuchten Krankheitsbilder, so daß ein Vergleich dennoch möglich ist. Ferner ist in Abwesenheit offizieller Fallregister kaum eine andere Methode als die des „Sample-of-convenience" zur Probandenrekrutierung praktikabel.

Obgleich eine persönliche Untersuchung der Verwandten prinzipiell zu erstreben ist, wäre es problematisch, Probanden nur dann zu rekrutieren, wenn klar ist, daß alle Verwandten ersten Grades auch persönlich untersucht werden können. Sinnvoller ist daher die Bedingung, eine Mindestzahl von Angehörigen persönlich untersuchen zu können und über nicht untersuchbare Verwandte mittels der „Family-History"-Methode Informationen einzuholen.

Bei der Auswahl der Kontrollgruppe ist zu bedenken, daß bei Ausschluß von Kontrollen mit psychiatrischen Erkrankungen keine für die Gesamtbevölkerung repräsentative Stichprobe gebildet werden kann, sondern sich eine zu niedrige Rate psychiatrischer Erkrankungen in der Kontrollgruppe ergeben würde. Diese Problematik kann durch eine unausgelesene Kontrollgruppe umgangen werden (Tsuang et al. 1988), die jedoch in der Praxis wiederum ein gegenüber der Gesamtbevölkerung zu hohes Maß an psychopathologischen Auffälligkeiten zeigen kann (Shtasel et al. 1991). Ferner ist es zur Erfassung von Einflußgrößen, die „Fälle" von Kontrollen unterscheiden, effizienter, selektierte Kontrollgruppe zu verwenden. Daher wurde von Faraone u. Tsuang (1995) vorgeschlagen, die Kontrollgruppe zwar für diejenige Erkrankung, die in der Studie untersucht wird, zu selektieren, nicht aber für andere psychische Erkrankungen. Eine andere Möglichkeit ist, sowohl mit selektierten als auch mit unselektierten Kontrollen zu vergleichen, da so besonders aussagekräftige Resultate möglich seien (Tsuang et al. 1988).

## 4.5 Datenauswertung

Bei einer Berechnung einfacher Prävalenzraten von Erkrankungen unter Angehörigen werden die Raten gegenüber dem tatsächlichen Lebenszeitrisiko zwangsläufig zu niedrig bestimmt, da immer gesunde Verwandte einbezogen werden, die zum Zeitpunkt der Untersuchung das mögliche Manifestationsalter der betreffenden Erkrankungen noch nicht durchlaufen haben. Aus diesem Grund müssen in der Auswertung Verfahren angewendet werden, die Korrekturen bestehender Unterschiede in der Altersverteilung sowie bestehender Unterschiede im Manifestationsalter der auftretenden Erkrankungen berücksichtigen. Auf diesem Wege werden Morbiditätsrisiken ermittelt, die das Risiko des Auftretens einer bestimmten Erkrankung bei einer Person quantifizieren. Dies geschah in den meisten bisherigen Studien mittels der Methode nach Weinberg (1925), deren Modifikation durch Strömgren (1935) oder auch der Weiterentwicklung durch Risch (1983), die jeweils von einer anhand vorliegender Beobachtungsdaten festgelegten Altersverteilung der Ersterkrankungen ausgehen. Inzwischen werden jedoch für die Auswertung von Familienbefunden Methoden der Überlebenszeitanalyse bevorzugt (Chase et al. 1983; Weissman et al. 1986; Singer u. Willett 1992).

Das hierbei ermittelte Morbiditätsrisiko gibt die Auftretenswahrscheinlichkeit einer Erkrankung bis zu einem bestimmten Beobachtungszeitpunkt wieder. Hinsichtlich der Beobachtungszeiten gehen bei den erkrankten Angehörigen das Alter bei Ersterkrankung, bei Gesunden das Alter zum Untersuchungszeitpunkt und bei nicht erkrankten Verstorbenen das Alter zum Todeszeitpunkt in die Berechnung ein. Nicht erkrankte Individuen stellen dabei sogenannte zensierte Beobachtungen dar. Die Ermittlung des alterskorrigierten Morbiditätsrisikos erfolgt mittels des Kaplan-Meier-Schätzers (Kaplan u. Meier 1958), der einen Graphen in Form einer Treppenfunktion für jede der untersuchten Gruppen von Individuen ergibt. Der statistische Vergleich der Funktionen der jeweiligen Gruppen wird mittels des Logrank-Tests (Mantel 1966) über eine approximativ $\chi^2$-verteilte Testgröße berechnet.

Eine spezielle Problematik der statistischen Auswertung von Daten aus Familienstudien resultiert aus der fehlenden Unabhängigkeit der an Mitgliedern einer Familie gewonnenen Beobachtungsgrößen (Weissman et al. 1986; Khoury et al. 1993), die insbesondere bei der Berechnung der Morbiditätsrisiken für Geschwister einschlägig ist. Hierfür gibt es bislang keine allgemein akzeptierte Lösungsstrategie, zumal gar nicht genau bekannt ist, in welcher Weise und in welche Richtung die Ergebnisse hierdurch beeinflußt werden (Faraone u. Tsuang 1995). Deshalb wurde in den meisten Familienstudien auf dieses Problem überhaupt nicht gesondert eingegangen. Beckmann u. Mitarbeiter (1996) wählten dagegen in ihrer Familienstudie bei Katatonien eine konservative Strategie zur Umgehung des Problems, indem sie für die Ermittlung der Morbiditätsrisiken bei Geschwistern jeweils eine zufällig ausgewählte Person aus der Geschwisterreihe zugrundelegten. Eine andere Möglichkeit, das Problem zu umgehen, ist, sich auf den Probanden als Analyseeinheit zu beschränken und als Index für Familiarität einfach die Häufigkeit von Probanden mit mindestens einem erkrankten Verwandten zugrunde zu legen (Faraone u. Tsuang 1995). Dies stellt freilich eine Vereinfachung der Analyse dar, mit der sich die meisten Untersucher nicht begnügen wollen.

Kohorteneffekte im Sinne erhöhter Lebenszeit-Erkrankungsraten bei jüngeren Geburtsjahrgängen wären eine weitere Einflußgröße, die im Rahmen eines multivariaten Regressionsmodells zu berücksichtigen wären (Weissman et al. 1986). Allerdings ist die Existenz solcher erhöhter Erkrankungsraten jüngerer Generationen bislang weder für bipolare Störungen noch für Störungen des schizophrenen Spektrums zweifelsfrei erwiesen (Report of the NIMH's Genetics Workgroup 1999).

Generell sollte in der Auswertung angegeben werden, inwieweit direkt untersuchte Angehörige bzw. Angehörige, über die anderweitig Informationen gewonnen wurden, einbezogen worden sind (Weissman et al. 1986). Eine getrennte Auswertung je nach Art der verfügbaren Informationsquellen kann sicherstellen, daß einerseits keine Information verloren geht und andererseits sich Einflüsse der Art der Informationsgewinnung nachvollziehen lassen.

# 5 Familienbefunde bei bipolaren phasischen Psychosen und „atypischen" Psychosen

## 5.1 Familienbefunde zur manisch-depressiven Erkrankung bei Leonhard

Leonhard ermittelte zusammen mit von Trostorff (von Trostorff 1968) im Zuge einer deskriptiven Erhebung der Erkrankungshäufigkeiten in den Familien für die manisch-depressive Erkrankung eine Rate von 10,6 % an endogenen Psychosen unter den Geschwistern und 9,5% unter den Eltern erkrankter Patienten. Er äußerte sich jedoch nicht dazu, inwieweit es sich bei den Erkrankungen der Verwandten um monopolare oder bipolare affektive Psychosen oder aber um andere Psychosen gehandelt hat. Zusammen mit Korff und Schulz (Leonhard et al. 1962) berichtete Leonhard mit 11,0 % erkrankter Geschwister und 12,0 % erkrankter Eltern ähnliche Ergebnisse an einem systematisch erhobenen Kollektiv von 42 ausschließlich weiblichen Patientinnen mit manisch-depressiver Erkrankung, die nach seinen Kriterien diagnostiziert wurden. Auch hier findet sich leider nur die Angabe, es habe sich bei den erkrankten Verwandten um endogene Psychosen gehandelt, wobei Schizophrenien „keine irgend wesentliche Rolle" gespielt hätten. Eine genauere diagnostische Zuordnung wurde jedoch nicht vorgenommen, da in der Beurteilung üblicherweise auf Krankenblatteinträge zurückgegriffen wurde. In seinem nach 1968 untersuchten und getrennt ausgewerteten Patientenkollektiv (Leonhard 1995) beschreibt Leonhard noch weitaus höhere familiäre Erkrankungsraten an endogenen Psychosen bei der manisch-depressiven Erkrankung. Diese betrugen bei den Eltern 18,3 % und bei den Geschwistern 20,0 %. Da Leonhard seine Klassifikation im Laufe der Jahre mit zunehmender Zahl beobachteter Patienten immer genauer fassen konnte, kann angenommen werden, daß sich die Unterschiede gegenüber den früheren Befunden zum Teil aus einer verbesserten „Trennschärfe" seiner Diagnostik ergeben. Allerdings wurden auch die Befunde nach 1968 nicht im Rahmen einer systematischen Familienuntersuchung erhoben, so daß bislang noch keine nach gegenwärtigen methodischen Standards erhobenen Daten zum Familienbild bei nach Leonhard diagnostizierter manisch-depressiver Erkrankung vorliegen.

## 5.2 Familienuntersuchungen bei bipolaren affektiven Psychosen

Zu affektiven Erkrankungen gibt es eine Vielzahl von Familienbefunden, wobei Untersuchungen aus der ersten Jahrhunderthälfte (Slater 1938) entsprechend den jeweils vorherrschenden nosologischen Auffassungen uni- und bipolare Erkrankungen oftmals nicht getrennt berücksichtigten oder diagnostische Kriterien nicht genau spezifizierten. In unserem Zusammenhang interessieren jedoch nur Befunde zu bipolaren Erkrankungen, weswegen wir uns auf jüngere Untersuchungen beschränken, deren wichtigste in Tabelle 1 zusammengefaßt sind. Die diagnostischen Kriterien sind vielfach uneinheitlich oder werden recht breit gefaßt, wobei das Vorliegen einer manischen oder zumindest hypomanischen Episode üblicherweise als entscheidendes Kriterium der Diagnose einer bipolaren Erkrankung gefordert wird. Somit wird in allen Studien davon ausgegangen, daß aus der Symptomatik des Querschnittsbildes einer Episode keine Zuordnung abgeleitet werden kann.

Perris (1966) bemühte sich in seiner Studie um eine möglichst sichere diagnostische Zuordnung, indem er bei Probanden und Verwandten nur Fälle berücksichtigte, die mindestens drei Erkrankungsphasen durchgemacht hatten. Er fand im Familienbild seiner 138 Patienten wiederum überwiegend bipolare Erkrankungen (9,8 %). Allerdings wird von ihm nicht angegeben, wieviele der Verwandten tatsächlich persönlich untersucht wurden („mindestens einer pro Familie"). Außerdem erfolgte die Diagnosestellung offensichtlich nicht blind gegenüber der Probandendiagnose. Angst u. Mitarbeiter (1980) verwendeten ähnlich wie Perris Längsschnittdiagnosen basierend auf einer langjährigen Beobachtung ihrer Patienten. Sie äußern sich allerdings ebenfalls nicht dazu, wie viele bzw. ob überhaupt Verwandte persönlich exploriert worden sind. In ihrem Kollektiv von 95 bipolar affektiven Patienten ermittelten sie unter Verwandten ersten Grades ein recht geringes Morbiditätsrisiko von 2,5 % für bipolar affektive Erkrankungen und 7,0 % für unipolare Depressionen. Im Kollektiv unipolar depressiv Erkrankter fanden sich unter Verwandten insgesamt signifikant weniger affektive Psychosen, was vor allem auf ein sehr niedriges Risiko bipolarer Erkrankungen (0,13 %) bei vergleichbarer Morbidität für unipolare Depression zurückzuführen war.

**Tabelle 1.** Neuere Befunde zu Morbiditätsraten bei Verwandten ersten Grades von Patienten mit bipolarer affektiver Psychose

| Studie | Diagnose-kriterien | N Pat. | Morbiditätsraten (%) für BIP I | BIP II° | UNI | SA |
|---|---|---|---|---|---|---|
| Perris 1966 | eigene | 138 | 9,8 | - | 0,5 | - |
| Goetzl et al. 1974 | eigene | 39 | 2,8 | - | 13,7 | - |
| Helzer u. Winokur 1974 | eigene | 30 | 4,6 | - | 10,6 | - |
| Mendlewicz u. Rainer 1974 | eigene | 134 | 17,7 | - | 22,4 | - |
| James u. Chapman 1975 | eigene | 46 | 6,4 | - | 13,2 | - |
| Gershon et al. 1975 | eigene | 70 | 3,8 | - | 8,6 | - |
| Smeraldi et al. 1977 | eigene | 50 | 4,0 | - | 2,9 | - |
| Johnson u. Leeman 1977 | eigene | 35 | 15,5 | - | 19,8 | - |
| Petterson 1977 | eigene | 114 | 3,6 | - | 7,2 | - |
| Trzebiatowska-Trzeciak 1977 | eigene | 69 | 11,4 | - | - | - |
| Angst et al. 1980 | eigene | 95 | 2,5 | - | 7,0 | 1,5 |
| Mendlewicz et al. 1980 | eigene | 55 | 18,7 | - | 20,6 | - |
| Taylor et al. 1980 | eigene | 132 | 4,8 | - | 4,2 | - |
| Baron et al. 1982 | RDC | 40 | 14,5 | - | 16,3 | 1,5 |
| Gershon et al. 1982 | RDC | | | | | |
| - bipolar I | | 96 | 4,5 | 4,1 | 14,0 | 1,1 |
| - bipolar II | | 34 | 2,6 | 4,5 | 17,3 | 0,6 |
| Winokur et al. 1982 | DSM II | 122 | 1,5 | - | 12,8 | - |
| Coryell et al. 1984 | RDC | | | | | |
| - bipolar I | | 82 | 2,9 | 2,5 | 22,7 | - |
| - bipolar II | | 33 | 0,9 | 9,8 | 21,4 | - |
| Fieve et al. 1984 | RDC | | | | | |
| - bipolar I | | 194 | 3,6 | 1,5 | 6,4 | - |
| - bipolar II | | 166 | 0,7 | 4,2 | 11,1 | - |
| Andreasen et al. 1987 | RDC | | | | | |
| - bipolar I | | 151 | 3,9 | 4,2 | 22,8 | 0,7 |
| - bipolar II | | 76 | 1,1 | 8,2 | 26,2 | 0,4 |
| Maier et al. 1993 | RDC | 80 | 7,0 | - | 14,2 | 0,8 |
| Kendler et al. 1993c | DSM-III R | 44 | 11,3 | - | - | - |

° wenn unter BIP II kein Wert angegeben ist, wird nicht zwischen bipolar I und II unterschieden.

Abkürzungen: BIP: bipolare affektive Störung; UNI: unipolare Depression; SA: schizoaffektive Störung. RDC: Research Diagnostic Criteria (Feighner 1972)

In neueren Studien wurde besonders auf Verblindung der Untersucher und Operationalisierung der Diagnosekriterien geachtet. Zudem wurde zur Ermittlung der Morbiditätsrisiken meist die Überlebenszeitanalyse mittels Produkt-Limit-Methode (Kaplan-Meier-Schätzer) angewandt. Maier et al. (1993) berichten für Verwandte ersten Grades von 80 bipolar affektiv erkrankten Probanden (bipolar I+II) Morbiditätsrisiken von 7,0 % für bipolare affektive Störung und 21,9 % für unipolare Depressionen. Bei unipolar depressiven Probanden fanden sich in den Familien nicht mehr bipolare Sekundärfälle als bei Kontrollen, was die Notwendigkeit einer Trennung zwischen unipolaren und bipolaren affektiven Erkrankungen trotz der häufigen unipolaren Sekundärfälle bekräftigt. Die Roscommon Familienstudie von Kendler u. Mitarbeitern (1993c) ist die einzige aktuelle Studie, die ein nicht nach der „Sample-of-convenience"-Strategie rekrutiertes, sondern epidemiologisch definiertes und für eine umschriebene geographische Region möglichst repräsentatives Kollektiv von Patienten untersuchen konnte. Es fand sich für homotypische Erkrankungen in den Familien der 44 bipolar affektiv erkrankten Probanden ein recht hohes Morbiditätsrisiko von 11,3 %. Über das Risiko unipolarer affektiver Erkrankungen wird keine Angabe gemacht. Von einer Arbeitsgruppe um Winokur (1995) stammt die jüngste Familienuntersuchung zur bipolar affektiven Erkrankung. Die Autoren folgern aus ihren auf der Basis der „Research Diagnostic Criteria" (Feighner 1972) gewonnenen Ergebnissen, daß bipolar-I Störungen von unipolaren Erkrankungen unterschieden werden müssen, da sie im Familienbild bei Verwandten ersten Grades deutlich mehr Manien aufwiesen. Es wurden hier allerdings schizomanische Störungen bei den 251 bipolar-I Patienten mit einbezogen, so daß sich aus dieser Studie keine Daten ausschließlich zu bipolar affektiven Patienten gewinnen lassen. Bipolar-II Patienten waren ausgeschlossen.

Zusammenfassend läßt sich sagen, daß die meisten der vorliegenden Familienuntersuchungen eine Überschneidung von uni- und bipolaren Formen im Familienbild dahingehend konstatieren, daß auch bipolare Patienten in der Verwandtschaft mehr unipolar als bipolar Erkrankte aufweisen. Hierbei ist jedoch zu bedenken, daß die Validität der Diagnostik eine entscheidende Rolle spielt. Strengenommen läßt sich bei Anwendung der üblichen diagnostischen Kriterien nie sicher sagen, ob im weiteren Verlauf bei einer bislang als unipolar diagnostizierten Störung nicht doch noch eine manische oder hypomanische Episode auftritt und damit eine bipolare Störung zu diagnostizieren wäre. Dies impliziert unweigerlich eine Abhängigkeit der Diagnose von der Beobachtungsdauer und eine Überrepräsentation unipolarer Erkrankungen unter den Angehörigen. Im Rahmen der Leonhard-Klassifikation tritt diese Schwierigkeit nicht auf, indem hier aus dem klinischen Bild der einzelnen Episoden auf eine Uni- oder Bipolarität der Erkrankung geschlossen werden kann. Dennoch konnte die Verschiedenheit uni- und bipolarer affektiver Psychosen, die auf Kleists Veranlassung von Neele (1949) erstmals detaillierter beschrieben und später von Leonhard im Familienbild bestätigt wurde, auch außerhalb einer strikten Anwendung der Leonhardschen Nosologie aufgezeigt werden (Angst 1966; Winokur u. Clayton 1967; Winokur et al. 1993). Familienbefunde stellen hierbei bislang die wichtigsten externen Validatoren dar, indem einerseits bei den bipolar Erkrankten insgesamt ein deutlich höheres familiäres Risiko für affektive Erkrankungen vorliegt als bei unipolar depressiven Patienten (Kinkelin 1954; Angst u. Perris 1968; Angst et al. 1980) und andererseits im Familienbild bipolar Erkrankter signifikant häufiger bipolare Erkrankungen zu finden sind als dies in den Familien unipolar depressiv Erkrankter der Fall ist. Dies bestätigte sich auch in den jüngeren und methodisch gegenwärtigen Standards entsprechenden Familienstudien (Kendler et al. 1993c; Maier at al. 1993;

Winokur et al. 1995). Auffallend ist jedoch die erhebliche Divergenz der gefundenen Morbiditätsrisiken zwischen 1,5 % und 17,7 % für bipolare affektive Erkrankungen und 4,2 % bis 26,2 % für unipolare affektive Erkrankungen (vgl. Tabelle 1). Primär sind hier die unterschiedliche Methodik der Studien und auch die unterschiedlichen diagnostischen Kriterien zu bedenken, wobei besonders niedrige Werte, wie etwa die Rate von 1,5% bei Winokur u. Mitarbeitern (1982), aus der Beschränkung der Auswertung auf ausschließlich persönlich befragte Verwandte resultieren. Andererseits muß sich angesichts der auch bei methodisch vergleichbaren Studien auftretenden Divergenz der Ergebnisse doch die Frage aufdrängen, ob hier überhaupt eine klinisch homogene Gruppe von Erkrankungen erfaßt ist. Insbesondere muß überprüft werden, ob eine Modifikation der Diagnosekriterien, wie sie beispielsweise die Berücksichtigung des klinischen Querschnittsbildes der einzelnen Phasen bei der Zuordnung zwischen unipolarer und bipolarer Störung beinhaltet, eine Verbesserung der klinischen Validität ermöglicht.

## 5.3 Familenuntersuchungen bei schizoaffektiven Psychosen

Da zykloide Psychosen bei Nichtberücksichtigung dieser diagnostischen Kategorie zum Teil als schizoaffektive Psychosen diagnostiziert werden, finden sich die Ergebnisse der wichtigsten Familienstudien zu schizoaffektiven Störungen in Tabelle 2 im Überblick dargestellt. Aufgrund des häufigen Wandels der Kriterien und Konzeptionen für schizoaffektive Psychosen (Pethö 1983) sind hier vor allem die Ergebnisse jüngerer Studien zu beachten, die mit vergleichbaren oder übereinstimmenden Konzeptionen schizoaffektiver Erkrankungen arbeiteten.

In der Roscommon-Familienstudie fanden Kendler und Mitarbeiter (1995) bei 40 entsprechend DSM-III-R Kriterien diagnostizierten schizoaffektiven Störungen eine deutliche familiäre Häufung sowohl schizophrener als auch affektiver Erkrankungen, so daß hier Mischpsychosen auch im genetischen Sinne anzunehmen seien. Schizoaffektive Störungen repräsentierten aber keine eigenständige Erkrankungsform, da die Raten an homotypischen Erkrankungen in der Familie sehr gering und nicht verschieden von denen bei Kontrollen waren. Maj (1991) untersuchte das Familienbild von 21 Patienten mit nach DSM-III-R diagnostizierter schizoaffektiver Störung vom depressiven Typ. Im Gegensatz zu den Befunden Kendlers würden diese Psychosen seinen Befunden zufolge keine Mischpsychosen darstellen, sondern eher zu den schizophrenen Erkrankungen gehören. In einer anderen Untersuchung stellte Maj (1989) einer Gruppe von 20 Patienten mit voll ausgebildetem schizophrenen und affektiven Syndrom eine zweite von 18 Patienten mit einer nach RDC diagnostizierten schizoaffektiven Störung, die gleichzeitig die Kriterien für bouffée délirante erfüllte, gegenüber. Die erste Gruppe unterschied sich im Familienbild nicht von schizophrenen Erkrankungen, während die bouffée-délirante-Gruppe zwar signifikant weniger affektive Erkrankungen in der

Familie aufwies als bei bipolaren affektiven Probanden gefunden werden, jedoch ein – allerdings nicht signifikant – höheres Risiko an schizoaffektiven Erkrankungen in der Verwandtschaft hatte als sowohl schizophren wie auch bipolar affektiv Erkrankte. Daher sollte in der Auffassung von Maj die Gruppe der schizoaffektiven Psychosen als heterogen angesehen und weiter differenziert werden. Maier et al. (1992) kommen anhand ihrer Familienbefunde zu dem Schluß, daß entsprechend DSM-III-R diagnostizierte schizoaffektive Störungen eher zu den schizophrenen Psychosen gehören, obgleich sie insgesamt als Manifestationen innerhalb eines Kontinuums zwischen schizophrenen und affektiven Erkrankungen gesehen werden müßten. Bei nach RDC-Kriterien diagnostizierten Probanden (Maier et al. 1993) zeigte sich, daß eine Dichotomie vor allem zwischen Schizophrenie und bipolaren Störungen aufrechtzuerhalten sei, während sich ansonsten keine klare Trennbarkeit ergab.

Die meisten neueren Familienuntersuchungen zu schizoaffektiven Psychosen erfüllen methodisch recht hohe Standards und achten auf eine Verblindung ebenso wie auf eine, wenn immer möglich, persönliche Untersuchung der Verwandten ersten Grades. Dennoch finden sich auch bei Anwendung vergleichbarer und standardisierter diagnostischer Kriterien, wie etwa in den RDC- oder DSM-Klassifikationen, vielfach ganz unterschiedliche Ergebnisse (vgl. Tabelle 2). Die Frage nach der nosologischen Stellung dieser Psychosen bleibt somit unbeantwortet, wobei die Einschätzung als multifaktoriell bedingte „Zwischenform" (Sauer 1990) wenig zur Klärung beitragen kann. Dies weist darauf hin, daß es sich bei den schizoaffektiven Psychosen in keiner der bislang verwendeten Fassungen dieser Diagnose um eine homogene Krankheitsgruppe handelt. Angesichts der Unklarheit der Befunde ist es kaum verständlich, daß schizoaffektive Psychosen weiter als eigenständiges Syndrom aufgefaßt werden sollen, wie Bertelsen u. Gottesman (1995) vorschlagen. Auch die verschiedenen Versuche einer Subtypisierung schizoaffektiver Psychosen konnten nicht wesentlich zur Differenzierung in homogene Gruppen beitragen. Besonders auffällig ist, daß schizoaffektive Psychosen kaum je homotype Erkrankungen in der Familie zeigen, jedoch eine deutliche Häufung anderer Störungen. So bleibt der nosologische Status dieser Psychosen weiterhin unklar und die genetisch-epidemiologischen Befunde trotz einer immer wieder festgestellten deutlichen familiären Häufung verschiedener psychiatrischer Erkrankungen letztlich inkonsistent, was keine gute Grundlage für weitere molekulargenetische oder überhaupt ätiologische Forschungen darstellt. Deswegen erscheint auf der Ebene der Phänotypisierung der psychiatrischen Erkrankungen das Konzept der schizoaffektiven Psychosen nicht erfolgreich und eine Redefinition der Phänotypen im Sinne einer besseren Differenzierung für genetisch-epidemiologische Untersuchungen notwendig.

**Tabelle 2.** Morbiditätsraten bei Verwandten ersten Grades von Patienten mit schizoaffektiven Psychosen

| Studie | Diagnose-kriterien | N Pat. | Morbiditätsraten (%) für | | | | |
|---|---|---|---|---|---|---|---|
| | | | SZ | SA | BIP | UNI | AND |
| Angst et al. 1979 | ICD 8/9 | 150 | 5,3 | 3,0 | 1,1 | 5,6 | 0,2 |
| Mendlewicz et al. 1980 | Feighner-kriterien | 55 | 10,8 | - | 13,1 | 22,4 | - |
| Baron et al. 1982 | RDC | | | | | | |
| - SA-S | | 28 | 4,1 | 1,4 | - | 10,9 | - |
| - SA-A | | 22 | - | 3,2 | 1,6 | 26,5 | - |
| Gershon et al. 1982 | RDC | 11 | 3,6 | 6,1 | 8,6 | 14,5 | 1,2 |
| Kendler et al. 1986 | DSM-III | 42 | 5,6 | 2,7 | 3,8 | 7,3 | 2,8 |
| Andreasen et al. 1987 | RDC | | | | | | |
| - SA-B | | 37 | 0,7 | 0,7 | 9,4 | 25,4 | - |
| - SA-D | | 18 | 2,5 | - | 3,7 | 21,0 | - |
| Gershon et al. 1988 | RDC | 24 | 2,5 | 2,5 | 8,8 | 9,3 | 6,7 |
| Coryell u. Zimmermann 1988 | RDC | 43 | 2,3 | 2,5 | 2,2 | 22,5 | - |
| Maj 1989 | eigene | 20 | 6,1 | 2,2 | - | - | - |
| Maj 1991 | DSM-IIIR | 21 | 8,7 | - | - | - | - |
| Maier et al. 1992 | DSM-IIIR | 44 | 2,9 | 2,3 | 4,1 | 15,1 | 1,2 |
| Maier et al. 1993 | RDC | 115 | 2,9 | 4,5 | 3,5 | 12,9 | - |
| Kendler et al. 1993a-c | DSM-IIIR | 40 | 6,4 | 1,8 | 4,8 | - | 2,3 |

SZ: Schizophrenie; SA: schizoaffektive Störung; SA-A: schizoaffektive Störung, affektdominant; SA-S: schizoaffektive Störung, schizodominant; SA-B: schizoaffektive Störung, bipolar; SA-D: schizoaffektive Störung, depressiv;BIP: bipolare affektive Störung; UNI: unipolare depressive Störung; AND: andere nichtaffektive psychotische Störung.

# 5.4 Familienbefunde bei „atypischen" und „akuten polymorphen" Psychosen

Über „atypische" bzw. prognostisch gutartige „Schizophrenien" und „schizophreniforme" Psychosen existieren bislang nur wenige Familienbefunde, zu akuten vorübergehenden psychotischen Störungen gibt es nahezu keine Daten. Da zykloide Psychosen bei Unkenntnis der Diagnose mitunter in diese Kategorien eingeordnet werden, geben wir nachfolgend einen Überblick über die wenigen bislang vorliegenden Befunde zu diesen Diagnosen. Zu bedenken ist jedoch, daß es sich um uneinheitliche Konzepte handelt, so daß ein Vergleich der Resultate kaum möglich ist.

Das u. Mitarbeiter (1999) führten erstmalig eine Familienuntersuchung an 40 Patienten mit akut polymorphen psychotischen Störungen nach ICD-10 durch.

Dabei wurden allerdings nur Angehörige ersten Grades im Alter von 15–45 Jahren persönlich untersucht, wobei die Untersucher nicht blind für die Probandendiagnose waren. Das über die Methode nach Weinberg ermittelte Morbiditätsrisiko betrug für homonyme Erkrankungen 2,3 %, für schizophrene Psychosen 1,5 % und für affektive Erkrankungen 0,8 %. Eine Unterscheidung unipolarer gegenüber bipolaren affektiven Erkrankungen wurde nicht vorgenommen. Die Subgruppe akut polymorpher psychotischer Störungen mit Symptomen einer Schizophrenie wies signifikant mehr schizophren erkrankte Angehörige auf als die Gruppe ohne schizophrene Symptome, was auf die Heterogenität des Konzeptes der akuten polymorphen psychotischen Störungen verweist.

Coryell u. Tsuang (1982) fanden in einer ausschließlich auf Krankengeschichtsaufzeichnungen basierenden Untersuchung von 93 Patienten mit nach DSM-III diagnostizierter schizophreniformer Störung ein Morbiditätsrisiko von 6,5 % für affektive und 1,8 % für schizophrene Erkrankungen unter Verwandten ersten Grades, was sich von den bei schizophrenen bzw. affektiven Psychosen zu erwartenden Raten unterscheide. Kendler et al. (1986) untersuchten 24 ebenfalls nach DSM-III diagnostizierte schizophreniforme Probanden und beschrieben im Familienbild 3,6 % schizophrene Psychosen, 1,5 % atypische nicht-affektive Psychosen sowie 6,9 % affektive Erkrankungen, die sich auf 5,8 % unipolare Depressionen und 1,3 % bipolare affektive Psychosen verteilten. In der Roscommon-Studie (Kendler et al. 1993b) wurden – was allerdings recht willkürlich anmutet – die diagnostischen Kategorien „schizophreniforme Störung" (18 Patienten), „atypische Psychose" (22 Patienten) und „wahnhafte Störung" (8 Patienten) zusammengefaßt zu einer Kategorie „andere nichtaffektive psychotische Störungen". Unter den Verwandten dieser Gruppe betrug das Morbiditätsrisiko für eine schizophrene Erkrankung 5,0 %, für andere nichtaffektive psychotische Störungen 3,1 %, für bipolare affektive Erkrankungen 2,2 % und für affektive Erkrankungen insgesamt 26,6 %.

Andere Untersuchungen verwendeten als Ausgangspunkt der Differenzierung unterschiedlicher Gruppen Merkmale des Verlaufes bzw. des Ausganges, ohne allerdings klare symptomatologische Kriterien für bestimmte Verlaufstypen anzugeben. Welner u. Strömgren (1958) untersuchten 72 „benigne schizophreniforme Psychosen", als deren wesentliche Kriterien das Fehlen von Autismus, d.h. ein jederzeit erhältlicher emotionaler Rapport, sowie das Vorhandensein katathymer Elemente festgelegt wurden. Spezifische Merkmale des klinischen Bildes wurden jedoch nicht definiert, so daß es sich um eine unscharf abgegrenzte Gruppe handelt. Chronisch verlaufende Erkrankungen wurden ausgeschlossen. Unter den 315 Geschwistern dieser Probanden fanden sich drei Schizophrenien, eine „schizophreniforme" Psychose, drei manisch-depressive Erkrankungen und 7 endogene Depressionen, unter denen 5 wiederum möglicherweise der manisch-depressiven Erkrankung zugehörten. Diese Erkrankungshäufigkeiten seien signifikant geringer als bei Geschwistern sowohl „kernschizophrener" als auch manisch-depressiver Erkrankungen. Unter den Eltern waren eine Schizophrenie, eine „schizophreniforme" Psychose, drei manisch-depressive Erkrankungen und 7 endogene Depressionen diagnostiziert worden, was ebenfalls unterhalb der Raten bei Eltern schizophren bzw. manisch-depressiv Erkrankter liege. Die Verwandten waren jedoch nicht selbst untersucht worden. Dies war dagegen in der Studie von McCabe u. Mitarbeitern (1971) bei der Mehrzahl der Angehörigen der Fall, jedoch erfolgte die Exploration teilweise nicht blind. Die Autoren suchten nach Unterschieden zwischen Familien 28 schizophren Erkrankter mit guter Prognose – definiert durch Erkrankungsdauer weniger als 6 Monate, akuten Beginn und Remission mit Erreichen des prämorbiden Zustandes – gegenüber 25 Fällen mit schlechter Prognose, d. h. einer Erkrankungsdauer von zwei Jahren oder länger und Vorhandensein residualer Symptome. Für die prognostisch günstigen „Schizophrenien" fand sich in der Famile ein nach dem abgekürzten Weinberg-Verfahren ermitteltes Risiko von 3,3 % für schizophrene Psychosen und 10,0 % für affektive Erkrankungen, was sich bei den ungünstigen Fällen mit 11,6 % schizophrenen gegenüber 1,5 % affektiven Psychosen ganz anders darstellte. Die Diagnose einer Schizophrenie unter Angehörigen bezog sich hierbei auf eine Erkrankung mit schlechter Prognose, wogegen unter den familiären Fällen affektiver Erkrankungen 4 Fälle auch als prognostisch gutartige „Schizophrenien" angesehen werden konnten. Das Ergebnis spreche für eine Beziehung der prognostisch gutartigen „schizophrenen" Erkrankungen zu den affektiven Erkrankungen. Später wurde von der gleichen Arbeitsgruppe sogar postuliert, daß es sich dabei eigentlich um Varianten affektiver Erkrankungen handle (Fowler et al. 1972).

McCabe u. Strömgren (1975) veröffentlichten Ergebnisse einer Familienuntersuchung bei 40 Probanden mit „reaktiven Psychosen", die sich durch eine polymorphe Symptomatik und eine gute Prognose auszeichneten. Sie fanden unter den Geschwistern Morbiditätsrisiken von 6,7 % für homonyme Erkrankungen, 0,8 % für Schizophrenien und 2,4 % für manisch-depressive Erkrankung. Unter den Eltern betrugen die Morbiditätsrisiken 4,0 % für homonyme Psychosen, 0 % für Schizophrenien und 7,4 % für manisch-depressive Erkrankung. Während sich hieraus eine klare Abgrenzung reaktiver Psychosen gegenüber Schizophrenien ergebe, müsse von einer Überlappung mit der manisch-depressiven Erkrankung ausgegangen werden, so daß letztlich nicht von einem homogenen Konzept gesprochen werden kann.

Tsuang u. Mitarbeiter (1976) beobachteten unter 85 Fällen von „atypischer" Schizophrenie, deren Symptomatik nicht die Forschungskriterien für die Diagnose einer Schizophrenie oder affektiven Störung erfüllten, in fast 50 % vollständige Genesungen. Mit einer Rate von 7,6 % affektiven Störungen und 1,3 % schizophrenen Störungen unter Angehörigen ersten Grades unterschieden sich die atypischen Fälle hinsichtlich der Auftretensfrequenz affektiver Störungen signifikant von den typischen Fällen. Keine der in den genannten Untersuchungen verwendeten diagnostischen Konzeptionen kann eine homogene klinische Entität abgrenzen (Fowler 1978), was sich zumeist schon auf der phänotypischen Ebene an den

oft unscharfen symptomatologischen Kriterien andeutet. Die Befunde legen jedoch in der Zusammenschau nahe, daß die traditionelle nosologische Dichotomisierung der endogenen Psychosen der klinischen Realität offensichtlich nicht gerecht wird.

## 5.5 Bisher vorliegende Familienbefunde bei zykloiden Psychosen

Karl Leonhard (1995) war selbst stets bestrebt, für alle von ihm beschriebenen
Krankheitsbilder auch Familienbefunde anzugeben. Er erhob hierzu detaillierte
Familienanamnesen, wobei er erkrankte Angehörige möglichst auch selbst untersuchte oder zumindest Krankengeschichten auswertete. Er führte allerdings keine
systematische Familienstudie bei zykloiden Psychosen durch und gab deswegen
auch keine genauen Diagnosen bei erkrankten Angehörigen an, sondern be-
schränkte sich auf die Ermittlung von Fällen endogener Psychosen insgesamt in
den Familien seiner Patienten. Bei zykloiden Psychosen fand er unter Geschwistern ein nach Weinberg alterskorrigiertes Morbiditätsrisiko von 4,7 % (vor 1968
untersuchte Patienten) bzw. 4,1 % (nach 1968 untersuchte Patienten), unter Eltern
betrugen die Werte 4,6 % (vor 1968) bzw. 5,9 % (nach 1968). Perris (1974) sam-
melte später ein Kollektiv von 60 Patienten mit zykloiden Psychosen, bezog wie
Leonhard jedoch keine Vergleichsgruppen mit ein, diagnostizierte Angehörige
nicht blind und untersuchte nicht alle erreichbaren Angehörigen persönlich. Er beschrieb ein recht hohes Morbiditätsrisiko für homotypische Sekundärfälle von
11,4 % unter Eltern und 7,4 % unter Geschwistern. Die Morbiditätsrisiken für
Schizophrenien und bipolare affektive Psychosen waren wesentlich geringer.
Ungvari (1985) ermittelte anhand einer Durchsicht von Krankengeschichten von
68 Probanden mit zykloiden Psychosen alterskorrigierte Morbiditätsraten für homotype Sekundärfälle von 2,3 % bei Eltern und 5,1 % bei Geschwistern. Affektive
Psychosen waren bei Eltern in 2,2 %, bei Geschwistern überhaupt nicht zu finden,
die Raten für unsystematische bzw. systematische Schizophrenien lagen jeweils
zwischen 0 und 1,5 %. Einschränkend muß hierzu gesagt werden, daß eine ausschließlich auf Krankengeschichtsdaten basierende Diagnostik gerade bei Anwendung der Klassifikation Leonhards problematisch erscheint und daß bei diesem
Vorgehen einige Fehlklassifikationen anzunehmen sind.

Maj (1990) führte die methodisch bislang beste Familienuntersuchung zu
zykloiden Psychosen mit einer kleinen Gruppe von 22 Patienten durch, die allerdings nicht nach den strikten Kriterien Leonhards, sondern nach den Kriterien von
Perris und Brockington (1981) diagnostiziert wurden. Je 25 nach Alter und Geschlecht parallelisierte Patienten mit gemäß RDC-Kriterien schizophrenen, schizoaffektiven und bipolar-I-Psychosen wurden als Vergleichsgruppen herangezogen. Die Mehrzahl (65 %) der Verwandten ersten Grades konnten von gegenüber
der Probandendiagnose blinden Untersuchern direkt exploriert werden, während in

35% auf fremdanamnestische Daten zurückgegriffen werden mußte. Die Diagnosen wurden nach dem „best-estimate"-Verfahren gestellt und alterskorrigierte Morbiditätsziffern mittels der Methode von Weinberg errechnet. Schizophrenien wurden hierbei unter den Verwandten überhaupt nicht gefunden, für „gemischte psychotische Störungen" betrug das Morbiditätsrisiko 4,8 %, für affektive Erkrankungen 4,2 %. Die „gemischten psychotischen Störungen" kamen damit bei den Angehörigen zykloid psychotischer Patienten tendenziell, jedoch nicht signifikant häufiger vor als in den anderen diagnostischen Gruppen. In den Familien der Patienten mit zykloiden Psychosen war das Risiko für eine schizophrene Psychose signifikant geringer als bei den Angehörigen der schizophrenen Patienten und nicht verschieden von dem in der Gruppe der bipolar affektiven Patienten. Das Risiko für affektive Psychosen unter den Verwandten der zykloid psychotischen Patienten war dagegen signifikant geringer als bei den Angehörigen der bipolar affektiven Gruppe. Obwohl Maj unter den familiären Fällen auch homotype Erkrankungen fand, macht er keine genaue Angabe über das familiäre Morbiditätsrisiko für zykloide Psychosen.

Franzek u. Beckmann (1998b) erhoben im Rahmen ihrer umfangreichen Zwillingsstudie nebenbefundlich auch Familiendaten und beschrieben bei den Angehörigen der Probanden mit zykloiden Psychosen eine Erkrankungsrate von 6,6 % für affektive Psychosen und 3,8 % für „andere relevante psychische Auffälligkeiten", während Erkrankungen des schizophrenen Spektrums fehlten. Aus den Zwillingsbefunden dieser Studie stammen die aussagekräftigsten Daten zur Bedeutung genetischer Einflüsse in der Ätiologie zykloider Psychosen. Demnach zeigte sich bei zykloiden Psychosen eine nahezu gleiche Konkordanzrate unter monozygoten (38 %) und dizygoten (36 %) Paaren, was nach der Galtonschen Regel gegen wesentliche erbliche Einflüsse spricht. In dieser Untersuchung wurde die Abgrenzbarkeit der zykloiden Psychosen von schizophrenen Psychosen anhand der genetisch-epidemiologischen Methode einer Zwillingsuntersuchung eindrücklich aufgezeigt. Die Abgrenzung gegenüber bipolaren affektiven Störungen wurde hierbei nicht untersucht. Da Franzek u. Beckmann keine systematische Familienstudie beabsichtigten, sondern die Familiendaten nur im Nebenschluß erhoben, wurden die Familienbefunde in der Auswertung nicht weiter differenziert. Bislang gibt es somit keine kontrollierte und nach gegenwärtigen Standards durchgeführte Familienuntersuchung an einem systematisch rekrutierten und nach den Kriterien Leonhards diagnostizierten Kollektiv von Patienten mit zykloiden Psychosen. Eine Zusammenfassung der gegenwärtig vorliegenden Familienbefunde zu zykloiden Psychosen gibt Tabelle 3.

**Tabelle 3.** Bisher vorliegende Familienbefunde zu zykloiden Psychosen

| Studie | N Pat. | Diagnose-kriterien | Methodik | Morbiditätsrisiken (%) für |
|--------|--------|--------------------|----------|-----------------------------|
| Leonhard 1995 | 135 | L | FH, non-blind, wenn möglich, persönl. Unters. erkrankter Verwandter | *„Psychosen"*: Eltern 4,6% Geschwister 4,7% |
| Leonhard 1995 | 221 | L | FH, non-blind, wenn möglich, persönl. Unters. erkrankter Verwandter | *„Psychosen"*: Eltern 5,9% Geschwister 7,4% |
| Perris 1974 | 60 | P | FH, non-blind | *Zykloide Psychosen*: Eltern 11,4% Geschwister 7,4% |
| Ungvari 1985 | 68 | L | FH, blind, nur Kran-kengeschichtsaus-wertung | *Zykloide Psychosen*: Eltern 2,3% Geschwister 5,1% *Affektive Psychosen*: Eltern 2,2% Geschwister 0% *Schizophrenien*: Eltern 1,5% Geschwister 2,0% |
| Maj 1990 | 22 | PB | FS, blind, persönl. Unters. von 65 % der Verwandten | *„gemischte psychotische Stö-rung"*: Eltern+Geschwister 4,8% *affektive Erkrankungen*: Eltern+Geschwister 4,2% *Schizophrenien*: 0% |
| Franzek u. Beckmann 1998b | 22 | L | FH, non-blind, wenn möglich, pers. Un-ters. erkrankter ver-wandter | *Affektive Psychosen*: Eltern+Geschwister 6,6% *Schizophrene Psychosen*: 0% |

L: Leonhard-Originalkriterien (1995); P: Kriterien nach Perris (1974); PB: Kriterien nach Perris und Brockington (1981); FH: „Family-History"-Methodik; FS: „Family-Study"-Methodik

# 6 Eigene Fragestellung

Da nur wenige neuropathologische, neurochemische, genetisch-epidemiologische oder molekulargenetische Befunde hinsichtlich der endogenen Psychosen bislang unwidersprochen blieben, erhebt sich die Frage, ob auf der Basis der üblichen, an einer Dichotomie schizophrener und affektiver Psychosen orientierten Klassifikation dieser Erkrankungen überhaupt genügend valide Befunde erwartet werden können. Die Preisgabe einer auf Krankheitseinheiten gerichteten nosologischen Diagnostik zugunsten „nosologisch neutraler" Diagnosesysteme brachte hierbei nicht die erhofften wissenschaftlichen Fortschritte. Im Dienste einer Erfassung möglichst homogener klinischer Entitäten erscheint somit eine differenziertere diagnostische Einteilung sinnvoll, wie sie durch die von Karl Leonhard begründete Unterscheidung der zykloiden Psychosen von schizophrenen und manisch-depressiven Psychosen realisiert wird.

Ziel der vorliegenden Arbeit ist es, weiteren Aufschluß über die nosologische Stellung der zykloiden Psychosen zu geben, indem anhand einer Familienuntersuchung nach deren Abgrenzbarkeit gegenüber der manisch-depressiven Erkrankung gefragt wird. Hierbei wird die aus klinischer Beobachtung gewonnene Hypothese überprüft, daß sich zykloide Psychosen hinsichtlich der familiären Auftretensfrequenz von Sekundärfällen von manisch-depressiven Psychosen unterscheiden. Der Vergleich mit manisch-depressiven Psychosen erscheint deswegen besonders wichtig, weil inzwischen die Abgrenzbarkeit zykloider Psychosen von schizophrenen Psychosen im engeren Sinn empirisch gut belegt werden konnte. Da mittlerweile auch Leonhards ursprüngliche Beobachtung einer Abgrenzbarkeit bipolarer gegenüber unipolaren affektiven Erkrankungen weitgehend akzeptiert wird, stellt sich nun die Frage nach der Notwendigkeit einer genaueren nosologischen Differenzierung der bipolaren phasischen Psychosen. Die konkrete Problematik lautet hier, ob zykloide Psychosen als atypische Formen manisch-depressiver Psychosen in das Spektrum der bipolaren affektiven Störung zu integrieren sind, oder ob sie von der manisch-depressiven Erkrankung im engeren Sinn abzugrenzen sind. Zur Klärung dieser Frage erscheint auch der Vergleich der Familienbefunde bei zykloiden und manisch-depressiven Psychosen mit Familienbefunden bei einer Kontrollgruppe aus der Gesamtbevölkerung wichtig. Aus der Untersuchung sollen schließlich zusätzliche Befunde hinsichtlich der differentiellen ätiologischen Gewichtung von Anlage- gegenüber Umwelteinflüssen bei zykloiden Psychosen gewonnen werden.

# 7 Patienten und Methodik der vorliegenden Untersuchung

## 7.1 Rekrutierung der Indexprobanden und Kontrollpersonen

### 7.1.1 Auswahl und Diagnostik der Indexprobanden

Die Rekrutierung der Probanden erfolgte nach der „Sample-of-convenience"-Methode (Ritsner et al. 1991), bei der ein Kollektiv in einer Klinik behandelter Patienten den Ausgangspunkt bildet. Um eine ausreichend große Zahl von kooperativen Probanden rekrutieren zu können, wurden zunächst die Krankengeschichten aller 1994–1996 stationär in der psychiatrischen Universitätsklinik Würzburg behandelten Patienten durchgesehen und alle Patienten der Altersgruppe von 18–50 Jahren registriert, bei denen die letzte Entlassungsdiagnose der Krankengeschichte entweder zykloide Psychose oder manisch-depressive Erkrankung gelautet hatte. Die Beschränkung auf die genannte Altersgruppe bei den Indexfällen erfolgte, um im Rahmen der intendierten „Family-Study"-Methodik möglichst viele Eltern der Patienten persönlich untersuchen zu können und bei der präzisen psychopathologischen Erfassung von psychosebedingten Auffälligkeiten nicht zu sehr durch hirnorganische Veränderungen beeinträchtigt zu sein. Mit allen registrierten Patienten, von denen eine aktuelle Adresse ermittelt werden konnte, wurde schriftlich Kontakt aufgenommen, um sie um ihre Teilnahme an der Untersuchung zu bitten. Ferner wurden im Zeitraum von 1997–1999 alle in der Psychiatrischen Universitätsklinik Würzburg behandelten Patienten der genannten Altersgruppe, bei denen eine zykloide Psychose oder eine manisch-depressive Erkrankung diagnostiziert worden war, um ihre Mitwirkung gebeten.

Der Versorgungsbereich der Psychiatrischen Universitätsklinik Würzburg umfaßt vorwiegend das Stadtgebiet und den Landkreis Würzburg. In diesem Gebiet ist die Psychiatrische Universitätsklinik die einzige psychiatrische Klinik. Bei Überbelegung der Klinik werden Patienten dieses Versorgungsbereiches gelegentlich auch im Krankenhaus für Psychiatrie, Neurologie und Psychotherapie des Bezirks Unterfranken in Lohr am Main aufgenommen, wobei jedoch keine systematischen Unterschiede in der Verteilung der Aufnahmen bekannt sind.

Alle Probanden wurden über das Untersuchungsvorhaben eingehend informiert
und aufgeklärt. Im Falle einer Teilnahme erfolgte anschließend die Sicherung der
Diagnose im Zuge einer detaillierten persönlichen Untersuchung in freier Exploration durch einen erfahrenen Psychiater (Priv. Doz. Dr. E. Franzek). Nur Patienten, bei denen die Diagnose einer zykloiden Psychose oder einer  manisch-
depressiven Erkrankung nach den diagnostischen Kriterien Leonhards zweifelsfrei
gestellt werden konnte, wurden in die Untersuchung einbezogen. Patienten mit
gleichzeitiger Suchterkrankung oder Intelligenzminderung wurden ausgeschlossen. Zusätzlich zur Klassifikation nach Leonhard wurde vom selben Untersucher
auch eine diagnostische Zuordnung dieser Patienten nach den Kriterien der ICD-
10 vorgenommen. Zur Sicherung der Diagnose standen dem Untersucher auch Informationen aus der Krankengeschichte zur Verfügung, er hatte die diagnostische
Zuordnung jedoch stets in Unkenntnis der Familienanamnese zu treffen. Diesbezügliche Passagen in der Krankengeschichte wurden sorgfältig abgedeckt und der
Proband durfte hierzu in der Untersuchung nicht befragt werden. Eine weitere Bedingung zum Einschluß in die Studie war die Bereitschaft mindestens eines
erstgradigen Verwandten, an einer persönlichen psychiatrischen Exploration teil-
zunehmen. War kein Verwandter ersten Grades zu einer persönlichen Untersuchung bereit oder erreichbar, mußte der betreffende Proband ausgeschlossen werden. In keinem Fall ging ein rekrutierter Proband gleichzeitig als Angehöriger in
die Studie ein, sondern jeder Proband repräsentierte eine Familie. Auf diese Weise
wurden Mehrfacheinschlüsse einer Person vermieden, durch die eine artifizielle
Erhöhung der Morbiditätsrisiken zustande kommen könnte.


Im Untersuchungszeitraum hatten 114 Patienten der entsprechenden Alters-
gruppe mit der Diagnose einer zykloiden Psychose bzw. einer manisch-
depressiven Erkrankung ihre Bereitschaft zur Mitwirkung an der Studie geäußert.
Bei 19 Patienten (16,7 %) konnte die Diagnose bei der folgenden detaillierten
Untersuchung nicht mit zweifelsfreier Sicherheit bestätigt werden, so daß sie im
Dienste des beabsichtigten Einschlusses ausschließlich sicher diagnostizierter
Fälle ausgeschlossen werden mußten. Von den verbleibenden 95 Patienten konn-
ten weitere 18 (18,9 %) nicht berücksichtigt werden, da keiner der Angehörigen
ersten Grades zu einer persönlichen Untersuchung bereit oder erreichbar war.
Hierbei unterschieden sich die Patienten ohne kooperative Angehörige hinsichtlich
Lebensalter, Geschlecht, Ersterkrankungsalter und Anzahl der Erkrankungsphasen
nicht signifikant von den Patienten mit kooperativen Angehörigen. Somit gibt es
keine Hinweise auf Unterschiede des Schweregrades der Erkrankung zwischen
Probanden mit kooperativen Angehörigen und solchen ohne kooperative Angehörige. Insgesamt konnten 77 Patienten in die Studie eingeschlossen werden, von
denen 45 an einer zykloiden Psychose und 32 an einer manisch-depressiven Erkrankung im Sinne der Leonhard-Klassifikation litten. Bei den Probanden mit
zykloider Psychose lag in 19 Fällen eine Angst-Glücks-Psychose, in 16 Fällen eine Verwirrtheitspsychose und in 10 Fällen eine Motilitätspsychose vor.

## 7.1.2 Auswahl und Diagnostik der Kontrollpersonen

Zur Bildung einer Kontrollgruppe aus der Gesamtbevölkerung wurde von der Meldebehörde der Stadt Würzburg aus dem Melderegister eine Liste von etwa 1200 zufällig ausgewählten Personen der gleichen Altersgruppe wie die Indexprobanden erstellt, aus denen die Kontrollpersonen rekrutiert wurden. Die Kontrollpersonen stammten somit aus dem Hauptversorgungsgebiet der Psychiatrischen Universitätsklinik Würzburg, so daß die Gruppen der Indexprobanden und Indexkontrollfälle hinsichtlich der regionalen geographischen Verteilung weitgehend übereinstimmten.

Es erfolgte entsprechend dem Vorschlag von Faraone u. Tsuang (1995) eine teilweise selektierte Rekrutierung der Kontrollen, indem eventuelle psychiatrische Erkrankungen bei Kontrollpersonen nicht generell als Ausschlußgrund gewertet wurden, jedoch keine zykloiden Psychosen bzw. manisch-depressiven Erkrankungen vorliegen durften. Voraussetzung für die Aufnahme in die Gruppe der Kontrollpersonen war über die Einwilligung zur Teilnahme an der Studie hinaus die Möglichkeit, mindestens einen der Verwandten ersten Grades ebenfalls persönlich psychiatrisch untersuchen zu können. Die Kontrollpersonen wurden vom gleichen Untersucher wie die Probanden bei gleichem Untersuchungsablauf detailliert psychiatrisch exploriert, um das Auftreten irgendwelcher psychischer Störungen aktuell oder in der Vorgeschichte festzustellen und gegebenenfalls eine Diagnose nach der ICD-10-Klassifikation sowie nach der Leonhardschen Systematik zu stellen. Auch die Kontrollpersonen wurden hierbei nicht über Verwandte befragt, damit die diagnostische Einschätzung nicht durch diesbezügliche Informationen beeinflußt werden konnte. Weder den Probanden noch den Kontrollpersonen wurde für die Teilnahme an der Untersuchung ein finanzieller oder sonstiger materieller Anreiz gewährt außer einer Erstattung der Fahrtkosten für alle Personen, die zur Untersuchung eigens in die Klinik gekommen waren.

Eine strikte Parallelisierung von Probanden und Kontrollpersonen hinsichtlich Alter, Geschlecht und soziodemographischer Faktoren ließ sich aufgrund der Schwierigkeiten, im Einzelfall Kontrollpersonen und deren Verwandte für die Teilnahme an der Studie gewinnen zu können, nicht realisieren. Eine zu umfassende Parallelisierung ist aber zur Vermeidung von Problemen des „Overmatching" auch gar nicht wünschenswert (Miettinen 1985). Jedoch wurde eine Vergleichbarkeit von Probanden- und Kontrollgruppe dadurch zu erreichen versucht, daß für eine zufällige Auswahl von Probanden Kontrollpersonen gleichen Geschlechts und ähnlichen Alters (± 3 Jahre Altersunterschied) rekrutiert wurden. Insgesamt konnten im Untersuchungszeitraum 27 Kontrollpersonen und deren Familien in die Studie aufgenommen werden.

## 7.2 Erhebung und Dokumentation der Familienanamnese

Die Erfassung und Dokumentation der Informationen über alle erstgradigen Verwandten erfolgte unabhängig von der psychiatrischen Exploration durch einen Untersucher, der in die persönlichen Interviews mit den Angehörigen der betreffenden Familie nicht involviert war. Für alle Probanden und Kontrollpersonen wurde eine vollständige Auflistung aller Verwandten ersten Grades erstellt. Hierbei wurden die Daten in Anlehnung an die Methodik der „Family Data Form" (Thompson et al. 1980) in standardisierter Weise erhoben. Dokumentiert wurden alle lebenden und verstorbenen Verwandten ersten Grades mit Name, Geburts- und gegebenenfalls Todesdatum, Geschlecht und genauer biologischer Beziehung zum Probanden.

Bei verstorbenen Verwandten ersten Grades wurde zu ermitteln versucht, ob diese an einer psychiatrischen Erkrankung gelitten hatten. Wenn bei einem verstorbenen Verwandten nach diesen Informationen eine psychische Erkrankung vorgelegen hatte, wurden unter Beiziehung erreichbarer Unterlagen soweit möglich objektive Daten zu Symptomatik und Verlauf der Erkrankung gesammelt. Insbesondere wurde das Alter des Verwandten bei Beginn der Erkrankung für die spätere Berechnung der Erkrankungsraten möglichst genau zu ermitteln versucht. Waren diese Informationen von dem Probanden bei der Erhebung der Familienanamnese nicht in ausreichender Weise zu erhalten, so wurden sie im Rahmen der Familienuntersuchung durch Befragung weiterer Verwandter zu komplettieren versucht. Der die Familienanamnese erhebende Untersucher war grundsätzlich nicht an der Untersuchung zur Sicherung der Diagnose bei dem jeweiligen Indexprobanden bzw. der Kontrollperson beteiligt.

## 7.3 Untersuchung und Diagnostik der Verwandten

Sämtliche erreichbaren und und zu einer Teilnahme bereiten erstgradigen Verwandten wurden anschließend von einem weiteren unabhängigen Untersucher persönlich aufgesucht und ausführlich psychiatrisch untersucht. Dieser Untersucher hatte dabei keine Kenntnis darüber, ob es sich um Verwandte eines Probanden oder einer Kontrollperson handelte. Die jeweiligen Verwandten wurden dabei nicht über diejenige Person, die als Proband oder als Kontrollperson in die Untersuchung eingeschlossen war, befragt und wurden auch ausdrücklich angehalten, sich über diese Person im Gespräch nicht zu äußern.

Die Untersuchung erfolgte in Form einer detaillierten freien psychiatrischen Exploration. Um in jedem Fall alle relevanten Daten zur Erarbeitung einer Diagnose innerhalb der Klassifikation nach Leonhard zu erheben und in systematisierter Weise zu dokumentieren, wurde eine Checkliste mitgeführt. Diese diente gleichzeitig zur standardisierten und strukturierten Erhebung soziodemographischer Daten. Über sämtliche aufgrund psychiatrischer Beschwerden erfolgten Arztkontakte und psychologischen Behandlungen wurden soweit möglich objektive Unterlagen in Form von vollständigen Krankengeschichten oder zumindest epikritischen Arztberichten bzw. Behandlungsprotokollen beigezogen.

Aus organisatorischen und ökonomischen Gründen mußte die persönliche Exploration auf die in einem Umkreis von 300 km um Würzburg lebenden Verwandten beschränkt werden. Weiter entfernt lebende Verwandte konnten jedoch teilweise anläßlich von Besuchen ihrer Angehörigen in Würzburg untersucht werden, ansonsten mußten sie als nicht erreichbar gewertet werden. Auf telefonische Befragungen wurde verzichtet, da eine differenzierte psychiatrische Befunderhebung in unserer Einschätzung auf diese Weise nicht möglich ist und eine Gleichwertigkeit mit den im Wege einer direkten persönlichen Untersuchung gewonnenen Befunden nicht gegeben wäre. Sofern Verwandte aufgrund zu großer räumlicher Entfernung nicht persönlich befragt werden konnten oder nicht zur Untersuchung bereit waren, wurden über sie Informationen in gleicher Weise wie über bereits verstorbene Verwandte mittels der „Family-History-Methode" fremdanamnestisch eingeholt. Dabei wurden die so gewonnenen Informationen nur dann zur Erarbeitung einer Diagnose für diese Familienmitglieder herangezogen, wenn sie von einem Familienmitglied erhalten wurden, das den nicht untersuchbaren Verwandten persönlich kannte oder kennt und mit diesem mindestens ein Jahr lang in engem Kontakt gewesen war oder ist. Über jeden Verwandten wurde eine Kasuistik angefertigt, die die wesentlichen soziodemographischen Daten sowie bei erkrankten Familienmitgliedern eine detaillierte Krankheitsgeschichte umfaßte. Bei allen persönlich untersuchten Verwandten wurde ein aktueller psychopathologischer Befund erstellt.

Die Erarbeitung der Diagnosen der Familienmitglieder erfolgte durch zwei Untersucher unabhängig voneinander. Zunächst erstellte der Untersucher des Angehörigen selbst eine Diagnose auf der Basis seiner erhobenen Befunde, stets aber blind gegenüber der Gruppenzugehörigkeit der betreffenden Person. Dieses Vorgehen war in der vorliegenden Studie möglich, da die Exploration der Verwandten in jedem Fall durch einen psychiatrisch erfahrenen Arzt erfolgte und nicht trainierten Laien übertragen war. Ferner erfolgte eine zusätzliche Absicherung der Diagnose durch einen zweiten erfahrenen Diagnostiker, der selbst nicht in die Exploration der Angehörigen involviert war. Dieser erhielt hierzu Einblick in sämtliche im Zuge der Interviews und der psychiatrischen Exploration gewonnenen Daten sowie gegebenenfalls Einblick in sämtliche vorhandenen Unterlagen über stattgefundene Krankenhausaufenthalte und ambulante Behandlungen. Informationen über Familienangehörige, Verwandtschaftsverhältnisse sowie über die Zugehörigkeit der zu diagnostizierenden Person zu einem Probanden oder einer Kontrollperson waren dagegen nicht zugänglich.

Die Diagnosen wurden jeweils als Längsschnitt-Diagnosen gestellt. Die Klassifikation der Familienangehörigen wurde wie bei den Indexprobanden bzw. Kontrollpersonen nach den Kriterien der ICD-10 und der Leonhardschen Nosologie vorgenommen. Die Übereinstimmung zwischen beiden Diagnostikern wurde für eine zufällig ausgewählte Gruppe von 30 erkrankten Verwandten überprüft, indem ein Kappa-Wert nach Cohen (1960) ermittelt wurde. Im Falle einer Nichtübereinstimmung der diagnostischen Einschätzungen wurden die unterschiedlichen Resultate zwischen den Untersuchern diskutiert und eine Konsensusdiagnose erarbeitet.

## 7.4 Bestimmung des Ersterkrankungsalters

Es gibt keine unzweifelhafte Methode der Bestimmung des Ersterkrankungsalters bei psychiatrischen Erkrankungen. Auch bei detaillierter persönlicher psychiatrischer Untersuchung sind die Angaben über das vielfach Jahre zurückliegende erstmalige Auftreten von Krankheitssymptomen mit einer gewissen Unsicherheit behaftet. Zuverlässiger erschien uns daher, das im allgemeinen gut zu erinnernde und auch anhand objektiver Unterlagen fixierbare Datum einer erstmaligen Behandlung aufgrund von Krankheitssymptomen heranzuziehen. Es wurden hierbei auch ambulante Behandlungen berücksichtigt, da diese Angaben praktisch immer zuverlässig erhältlich waren und durch einsehbare Arztberichte bestätigt werden konnten. Familienmitglieder, die zwar frühere Beschwerden angaben, deswegen aber niemals einen Arzt oder Psychologen aufgesucht hatten und bei der Untersuchung unauffällig waren, wurden nicht als erkrankt gewertet. Nicht persönlich explorierbare Verwandte wurden nur dann als erkrankt gewertet, wenn hierüber objektive Unterlagen in Form von Krankengeschichten oder Arztberichten greifbar waren und dementsprechend der Zeitpunkt der Ersterkrankung über den Zeitpunkt der ersten dokumentierten Behandlung festgelegt werden konnte.

## 7.5 Statistische Auswertung

Der Versuchsplan folgte allgemein einem 3x2-faktoriellen Design:

| Gruppenzugehörigkeit | Geschlecht | Abhängige Variable |
|---|---|---|
| Zykloide Psychosen | m | |
| | w | |
| Manisch-depressive Erkrankung | m | |
| | w | |
| Kontrollen | m | |
| | w | |

Die Berechnung nach Geschlechtern getrennt erfolgte nicht bei allen Frage-stellungen. Bei der statistischen Auswertung der Daten wurden sowohl bei Index-personen als auch bei Verwandten der Indexpersonen zunächst Globalunterschiede zwischen den drei Gruppen ermittelt und bei signifikanten Ergebnissen a posterio-ri paarweise Vergleiche der Gruppen untereinander durchgeführt. Wenn a posteri-ori Tests gerechnet wurden, erfolgte eine Korrektur des Signifikanzniveaus nach Bonferroni.

Für die Vergleiche der soziodemographischen Parameter und allgemeiner de-skriptiver Krankheitsdaten bei Indexpersonen und Verwandten wurde zunächst geprüft, ob parametrische oder nichtparametrische Verfahren anzuwenden waren. Das Vorliegen einer Normalverteilung wurde mittels des Kolmogorov-Smirnov-Anpassungstests bzw. bei kleinen Gruppen mittels des Shapiro-Wilk-Tests über-prüft. Bei normalverteilten Daten wie dem Lebensalter zum Untersuchungszeit-punkt und dem Alter bei Ersterkrankung wurden Varianzanalysen über alle Grup-pen und bei Signifikanz a posteriori t-Tests für paarweise Einzelvergleiche berechnet. Bei rational skalierten, aber nicht normalverteilten Daten wie der An-zahl der Nachkommen, Anzahl der Geschwister und Anzahl der Erkrankungspha-sen wurde auf eine Skalentransformation zur Herstellung der Normalverteilung verzichtet. Hier wurde als nicht parametrisches Verfahren der Kruskal-Wallis-Test zur Ermittlung globaler Unterschiede zwischen allen Gruppen eingesetzt und bei signifikanten Unterschieden a posteriori paarweise Vergleiche zwischen den Gruppen mittels Mann-Whitney-U-Tests durchgeführt. Alle weiteren Variablen wie Geschlecht, Familienstand, beruflicher Status, Ausbildungsstatus und Diagno-se waren nominal skaliert. Bei diesen Daten wurden für globale Vergleiche und eventuelle a posteriori Einzelvergleiche $\chi^2$-Tests angewendet. Getestet wurde, sofern nicht anders erwähnt, jeweils zweiseitig.

Die detaillierte Auswertung der Familienbefunde war auf die familiäre Belastung mit endogenen Psychosen beschränkt. Für neurotische, reaktive oder persönlichkeitsbedingte psychische Störungen wurden keine alterskorrigierten Morbiditätsrisiken berechnet, da hier die Bestimmung des Ersterkrankungsalters sehr problematisch ist. Diese Erkrankungen wurden zu einer Gesamtgruppe nichtpsychotischer psychischer Störungen zusammengefaßt und hierfür rohe Lebenszeitprävalenzen ermittelt. Ein Vergleich der familiären Belastung erfolgte hier nur auf der Basis eines Vergleichs des Anteils von Probanden mit mindestens einem Verwandten mit nichtpsychotischer psychischer Störung. Organische psychische Störungen wurden in der Auswertung nicht berücksichtigt. Halbgeschwister gingen in die Untersuchung ebensowenig ein wie unbekannte Väter unehelich geborener Probanden.

Für die beobachteten Formen endogener Psychosen wurden zunächst rohe Lebenszeit-Prävalenzraten bei den Verwandten der beiden Probanden- und der Kontrollgruppe für drei Generationen von Verwandten (Eltern, Geschwister und Kinder) bestimmt. Anschließend wurden für die Gesamtgruppe erstgradiger Verwandter alterskorrigierte Morbiditätsrisiken für die jeweiligen Erkrankungen entsprechend der Methode der Überlebenszeitanalyse nach Kaplan-Meier ermittelt. Zu bedenken ist, daß Verwandte im Sinne der statistischen Auswertung nicht als unabhängige Beobachtungseinheiten angesehen werden können und vor allem Geschwister alleine aufgrund ihres Geschwisterstatus als verbunden betrachtet werden müssen. Daher wurden zusätzlich für Eltern wie auch für Geschwister separat altersspezifische Morbiditätsrisiken bestimmt. Hierbei beschränkten wir uns auf die Ermittlung der Morbiditätsrisiken für endogene Psychosen insgesamt, da bei weiterer diagnostischer Differenzierung dieser Erkrankungen die Zahlen für die einzelnen Erkrankungsformen zu gering geworden wären und die Anzahl der statistischen Tests nicht unnötig groß werden sollte. Während sich für Eltern separate Morbiditätsrisiken unproblematisch ermitteln lassen, stellt sich das Problem bei Geschwistern schwieriger dar. Hier existieren keine einheitlichen Strategien, weswegen diese Problematik in der großen Mehrzahl der Studien unberücksichtigt bleibt. Wir entschieden uns dafür, einerseits eine Auswertung unter Berücksichtigung aller in die Studie einbezogenen Geschwister durchzuführen, wie dies auch in der Roscommon-Studie (Kendler et al. 1993a) oder der Studie der Arbeitsgruppe um Maier (Maier et al. 1993) praktiziert wurde, andererseits aber auch eine Auswertung für ein zufallsausgewähltes Geschwister pro Geschwisterschaft durchzuführen, wie es von Beckmann u. Mitarbeitern in ihrer Familienstudie (Beckmann et al. 1996) als konservative Berechnungsmethode vorgeschlagen wurde. Die Zahl der in die Untersuchung einbezogenen Kinder im Risikoalter war so gering, daß eine Ermittlung von alterskorrigierten Morbiditätsrisiken eigens hierfür nicht sinnvoll erschien.

Alterskorrigierte Morbiditätsrisiken der Verwandten für die Erkrankung an einer endogenen Psychose wurden auch getrennt nach Geschlecht der Verwandten und Geschlecht der Indexprobanden bestimmt. Außerdem erfolgte eine gesonderte Berechnung der alterskorrigierten Morbiditätsrisiken für alle Verwandten ersten Grades bei Berücksichtigung ausschließlich persönlich untersuchter Verwandter und bei Beschränkung der Sekundärfälle auf mindestens einmal psychiatrisch hospitalisierte Verwandte.

Die Signifikanz der ermittelten Unterschiede bezüglich der Morbiditätsrisiken für die Angehörigen in den jeweiligen Gruppen wurde im paarweisen Vergleich unter Anwendung des Log-rank-Tests, der eine $\chi^2$-Testgröße liefert, geprüft. Auch hier erfolgten bei Signifikanz der globalen Vergleiche paarweise Gruppenvergleiche mit Korrektur des Signifikanzniveaus nach Bonferroni. Sämtliche Berechnungen wurden mit dem Programm SPSS-10, Version 0, durchgeführt.

Da unsere Fragestellung vor allem die nosologische Abgrenzbarkeit der zykloiden Psychosen von der manisch-depressiven Erkrankung unter dem Aspekt des Familienbildes im Blickfeld hatte, wurde eine weiterführende Analyse des Verteilungsmusters familiärer Erkrankungen zur Ermittlung eines Modells für den Erbgang nicht unternommen. Dies hätte einerseits eine Untersuchung erweiterter Stammbäume über die Kernfamilien hinaus erfordert; andererseits sind unsere Probandenzahlen in den einzelnen Gruppen wegen der zeitaufwendigen Methodik der Untersuchung und des Einschlusses einer Kontrollgruppe zu klein, um hier gut begründbare Resultate zu erhalten.

# 8 Ergebnisse

## 8.1 Demographische Daten und Krankheitsdaten der Indexprobanden und Kontrollpersonen

Das durchschnittliche Lebensalter der Probanden und Kontrollpersonen zum Untersuchungszeitpunkt, die Geschlechtsverteilung, das durchschnittliche Ersterkrankungsalter und die mittlere Anzahl durchlaufener Erkrankungsphasen sind in Tabelle 4 in einer Übersicht zusammengestellt. Da es sich sowohl bei zykloiden Psychosen als auch bei der manisch-depressiven Erkrankung um phasisch verlaufende Psychosen mit Vollremissionen im Intervall handelt, wurde als Verlaufsparameter die Anzahl der abgrenzbaren Erkrankungsphasen anstelle der Dauer der Erkrankung bestimmt. Eine Krankheitsphase war dadurch definiert, daß behandlungsbedürftige Symptome nach einer mindestens einmonatigen Zeitspanne ohne jegliche Krankheitszeichen aufgetreten waren und später wieder vollständig remittierten bis zu einem mindestens einmonatigen symptomfreien Intervall. Die Dauer der Phasen wurde aufgrund der zu großen Unsicherheiten vor allem bei der Festlegung des genauen Endes einer Phase nicht ermittelt.

Tabelle 5 stellt die Ergebnisse der statistischen Vergleiche zu demographischen Daten und Krankheitsdaten bei Indexprobanden und Kontrollpersonen im Überblick dar. Eine Varianzanalyse ergab keinen signifikanten Unterschied des Alters zum Untersuchungszeitpunkt zwischen zykloid psychotischen Probanden, manisch-depressiven Probanden und Kontrollpersonen. Im Gesamtkollektiv der 104 Indexprobanden und Kontrollpersonen standen 48 Männer (46,1 %) 56 Frauen (53,8 %) gegenüber. Bei Probanden mit zykloiden Psychosen und Kontrollpersonen zeigte sich ein geringfügiges Überwiegen des männlichen Geschlechts, bei den manisch-depressiven Probanden fanden sich dagegen deutlich weniger Männer als Frauen. Die Unterschiede der Geschlechtsverteilung erwiesen sich im globalen Vergleich als signifikant. Paarweise Einzelvergleiche ergaben zwischen manisch-depressiven und zykloid psychotischen Probanden sowie zwischen manisch-depressiv Erkrankten und Kontrollpersonen signifikante Unterschiede, nicht jedoch zwischen zykloid psychotischen Probanden und Kontrollpersonen. Bei Bonferroni-Korrektur des Signifikanzniveaus würde sich zwar für die Einzelvergleiche keine Signifikanz ergeben; da es sich dabei jedoch um ein sehr konservatives Verfahren handelt und das korrigierte Signifikanzniveau nur knapp verfehlt wird, muß angenommen werden, daß sich unter den manisch-depressiv Erkrankten gegenüber beiden anderen Gruppen signifikant weniger männliche Probanden befanden.

**Tabelle 4.** Geschlechtsverteilung, Lebensalter, Ersterkrankungsalter und Phasenzahl der Indexprobanden

|  | Zykloide Psychosen | MDE | Kontrollpersonen |
|---|---|---|---|
| Anzahl | 45 | 32 | 27 |
|  | *m: 24* | *m: 9* | *m: 15* |
|  | *w: 21* | *w: 23* | *w: 12* |
| Alter (Jahre) bei | 35,3 ± 7,62 | 38,1 ± 8,52 | 37,0 ± 6,36 |
| Untersuchung* | *m: 34,7 ± 8,26* | *m: 40,8 ± 6,48* | *m: 38,4 ± 6,24* |
|  | *w: 35,9 ± 6,95* | *w: 37,1 ± 9,11* | *w: 35,3 ± 6,36* |
| Alter (Jahre) bei | 27,0 ± 7,85 | 28,4 ± 8,25 | - |
| Ersterkrankung* | *m: 26,4 ± 6,86* | *m: 30,2 ± 9,01* | |
|  | *w: 27,6 ± 8,99* | *w: 27,7 ± 8,04* | |
| Anzahl der Er-krankungspha-sen* | 3,5 ± 2,55 | 4,1 ± 2,67 | - |
|  | *m: 3,4 ± 2,26* | *m: 5,3 ± 3,24* | |
|  | *w: 3,6 ± 2,89* | *w: 3,6 ± 2,31* | |

\* Mittelwerte ± Standardabweichung

Probanden mit zykloiden Psychosen und manisch-depressiver Erkrankung unterschieden sich nicht signifikant hinsichtlich des Ersterkrankungsalters und der Anzahl bei Studieneinschluß durchlaufener Erkrankungsphasen. Unter den Kontrollpersonen kamen keine Psychoseerkrankungen vor. In zwei Fällen wurde eine reaktive depressive Verstimmung diagnostiziert, die zum Untersuchungszeitpunkt noch bestand. Alle anderen Kontrollpersonen waren psychopathologisch unauffällig oder wiesen lediglich Persönlichkeitsakzentuierungen ohne Krankheitswert auf.

**Tabelle 5.** Übersicht über Gruppenvergleiche zu demographischen Daten und Krankheitsdaten der Indexprobanden und Kontrollpersonen

|  | Globaler Test | Paarweise Gruppenvergleiche ||| 
|---|---|---|---|---|
|  |  | ZP vs. MD | ZP vs. KO | MD vs. KO |
| Alter bei Untersuchung | n. s. | - | - | - |
| Anteil männlicher Personen | P<0,05 | P<0,05° (MD<ZP) | n.s. | P<0,05 (MD<KO) |
| Alter bei Ersterkrankung | - | n.s. | - | - |
| Anzahl der Erkrankungsphasen | - | n.s. | - | - |

°nicht signifikant bei Korrektur des Signifikanzniveaus nach Bonferroni
Abkürzungen: n.s.=nicht signifikant; ZP=zykloide Psychosen; MD=manisch-depressive Erkrankung; KO=Kontrollpersonen

Innerhalb der Gruppen fanden sich zwischen männlichen und weiblichen Probanden bzw. Kontrollpersonen keine signifikanten Unterschiede hinsichtlich des Alters zum Untersuchungszeitpunkt. Ebenso unterschieden sich männliche und weibliche Probanden innerhalb der Gruppe der zykloid psychotisch erkrankten bzw. innerhalb der Gruppe der manisch-depressiv erkrankten Indexprobanden nicht signifikant voneinander hinsichtlich des Alters bei Ersterkrankung und der Zahl der Erkrankungsphasen.

## 8.2 Familienstand, Ausbildungsstand und beruflicher Status der Indexprobanden und Kontrollpersonen

Tabelle 6 zeigt die Daten zum Familienstand der Probanden und Kontrollpersonen. Im globalen Vergleich unterschieden sich die drei Gruppen hoch signifikant bezüglich des Anteils verheirateter bzw. in einer festen Partnerschaft lebender Personen ($\chi^2=18{,}465$; df=2; p<0,0001). Paarweise Einzelvergleiche zeigten, daß in der Gruppe der an zykloiden Psychosen leidenden Probanden der Anteil dieser Personen signifikant geringer war als in der Gruppe der manisch-depressiven Probanden ($\chi^2=10{,}642$; df=1; p<0,001) und in der Kontrollgruppe ($\chi^2=14{,}711$; df=1; p<0,001). Die Unterschiede blieben auch mit Bonferroni-Korrektur signifikant. Manisch-depressive Indexprobanden und Kontrollpersonen unterschieden sich dagegen in dieser Hinsicht nicht signifikant. Für die weiteren zum Familienstand erhobenen Daten (Tabelle 6) wurden nicht eigens statistische Vergleiche durchgeführt.

**Tabelle 6.** Familienstand der Indexprobanden und Kontrollpersonen

|  |  | Zykloide Psychosen (N=45) | MDE (N=32) | Kontrollen (N=27) |
|---|---|---|---|---|
| Verheiratet/feste Partnerschaft | N | 14 | 22 | 21 |
|  | % | 31,1 | 68,7 | 77,7 |
| Geschieden/getrennt lebend | N | 7 | 5 | 1 |
|  | % | 15,5 | 15,6 | 3,7 |
| Verwitwet | N | 1 | - | - |
|  | % | 2,2 |  |  |
| Ledig/ohne Partner | N | 23 | 5 | 5 |
|  | % | 51,1 | 15,6 | 18,5 |

Ausbildungsstand und beruflicher Status sind in Tabelle 7 zusammengefaßt. In allen drei Gruppen verfügte die Mehrzahl der Individuen über eine abgeschlossene Berufsausbildung. Die Gruppen unterschieden sich in dieser Hinsicht nicht signifikant voneinander. Auch der Anteil der Personen mit abgeschlossenem Studium war zwischen den Gruppen nicht signifikant verschieden. Hingegen ergab sich im globalen Vergleich ein signifikanter Unterschied der Rate arbeitsloser Personen ($\chi^2=6{,}804$; df=2; p<0,05).

**Tabelle 7.** Ausbildungsstand und beruflicher Status der Probanden und Kontrollpersonen

| | | Zykloide Psychosen (N=45) | MDE (N=32) | Kontrollen (N=27) |
|---|---|---|---|---|
| *Ausbildungsstand:* | | | | |
| Abgeschlossenes Studium | N | 6 | 3 | 6 |
| | % | 13,3 | 9,4 | 22,2 |
| Abgeschlossene        Be- | N | 29 | 22 | 20 |
| rufsausbildung | % | 64,4 | 68,7 | 74,0 |
| In Ausbildung | N | 4 | - | 1 |
| | % | 8,9 | | 3,7 |
| Ohne Ausbildung | N | 6 | 7 | - |
| | % | 13,3 | 21,9 | |
| *Beruflicher Status:* | | | | |
| berufstätig | N | 23 | 18 | 23 |
| | % | 51,1 | 56,2 | 85,2 |
| Schüler/Auszubildender/ | N | 4 | - | 1 |
| Student | % | 8,9 | | 3,7 |
| Hausfrau | N | 7 | 8 | 3 |
| | % | 15,5 | 25,0 | 11,1 |
| berentet | N | 1 | - | - |
| | % | 2,2 | | |
| arbeitslos | N | 10 | 6 | - |
| | % | 22,2 | 18,7 | |

A posteriori durchgeführte paarweise Einzelvergleiche zwischen den Gruppen zeigten, daß zykloid psychotische und manisch-depressive Probanden sich hinsichtlich des Anteils arbeitsloser Personen untereinander nicht signifikant unterschieden, während bei Kontrollpersonen Arbeitslosigkeit auch nach Bonferroni-Korrektur signifikant seltener vorkam als in der Gruppe der zykloid psychotischen Indexprobanden ($\chi^2=6{,}968$; df=1; p<0,01). Die Differenz zwischen Kontrollpersonen und manisch-depressiven Indexprobanden verfehlte nach Bonferroni-Korrektur das Signifikanzniveau knapp ($\chi^2=5{,}636$; df=1; p<0,02), wobei jedoch aufgrund des tendenziell zu konservativen Korrekturverfahrens hier dennoch eine Verschiedenheit angenommen werden kann.

## 8.3 Verteilung der Leonhard-Indexdiagnosen in der ICD-10-Klassifikation

Die Verteilung der Indexdiagnosen nach Leonhard in der diagnostischen Klassifikation der Weltgesundheitsorganisation, ICD-10, ist in Tabelle 8 im Überblick wiedergegeben. Zykloide Psychosen sind demnach über ein breites Spektrum heterogener Diagnosekategorien verstreut. Die unter Einbeziehung einiger Merkmale zykloider Psychosen konzipierte Kategorie der akuten polymorphen psychotischen Störung macht hierunter zwar die am häufigsten zutreffende Diagnose (44,4 %) aus, jedoch findet sich auch die Diagnose schizoaffektive Störung (26,6 %) nicht selten. Die Unterschiede der ICD-10-Kategorie „bipolare affektive Störung" gegenüber einer nach Leonhard diagnostizierten manisch-depressiven Erkrankung werden gleichermaßen anhand der Abgrenzung zu den zykloiden Psychosen hin deutlich, zumal 20,0 % aller zykloiden Psychosen entsprechend ICD-10 die Diagnose einer bipolaren affektiven Störung erhielten. Wenn auch der größte Anteil (84,4 %) der manisch-depressiven Erkrankungen nach Leonhard entsprechend ICD-10 als bipolare affektive Störung klassifiziert wurde, können die Konzeptionen der bipolaren affektiven Störung nach ICD-10 und der manisch-depressiven Erkrankung nach Leonhard nicht gleichgesetzt werden. Es zeigt sich ferner, daß die Diagnose einer akuten polymorphen psychotischen Störung keinesfalls derjenigen einer zykloiden Psychose entspricht. Im angloamerikanischen Klassifikationssystem DSM-IV finden sich ganz ähnliche Verhältnisse, da die dortige Diagnose kurze psychotische Störung weitgehend analog zu den akuten polymorphen psychotischen Störungen konzipiert ist und ebenfalls eine eher weitgefaßte und heterogene klinische Bilder einschließende Kategorie darstellt.

**Tabelle 8.** Verteilung der Leonhard-Indexdiagnosen nach ICD-10

| Leonhard-Diagnose | ICD-10-Diagnose | | | | | |
|---|---|---|---|---|---|---|
| | SZ | SA | APPS | BIP | UDP | NNB |
| Zykloide Psychose (N=45) | 3 | 12 | 20 | 9 | - | 1 |
| - *Angst-Glücks-Psychose (N=19)* | 3 | 6 | 5 | 5 | | - |
| - *Verwirrtheitspsychose (N=16)* | - | 5 | 10 | - | | 1 |
| - *Motilitätspsychose (N=10)* | - | 1 | 5 | 4 | | - |
| Manisch-depressive Erkrankung (N=32) | - | 1 | 2 | 27 | 2 | - |

SZ: Schizophrenie; SA: schizoaffektive Störung; APPS: akute polymorphe psychotische Störung; BIP: bipolare affektive Störung; UDP: unipolare Depression; NNB: nicht näher bezeichnete nichtorganische Psychose

## 8.4 Demographische Daten der Verwandten ersten Grades

### 8.4.1 Anzahl, Alter und Geschlechtsverteilung

Insgesamt hatten die 104 Indexprobanden und Kontrollpersonen 508 Verwandte ersten Grades, von denen 433 18 Jahre oder älter waren. Bei einer Probandin mit einer zykloiden Psychose und einer Kontrollperson konnten über die Väter keine verwertbaren Informationen gewonnen werden, da seit vielen Jahren kein Kontakt mehr bestand und der gegenwärtige Aufenthaltsort nicht ausfindig gemacht werden konnte. Diese Väter wurden daher aus der weiteren Analyse ausgeschlossen, die sich damit auf insgesamt 431 erwachsene Verwandte ersten Grades bezieht. Zum Zeitpunkt der Untersuchung waren 48 erstgradige Verwandte (11,1 %) bereits verstorben. Von den 383 lebenden Verwandten konnte mit 353 Personen (92,2 %) der überwiegende Anteil auch persönlich psychiatrisch untersucht werden. Bei 17 der nicht persönlich untersuchbaren Verwandten konnten zusätzlich zu den über Angehörige erhältlichen Informationen vorliegende Krankengeschichten eingesehen werden. Bei den restlichen 61 nicht persönlich untersuchbaren Verwandten dienten entsprechend der „Family-History"-Methodik Angehörige als Informanden.

Bei Probanden mit zykloider Psychose konnten 93,0 % aller lebenden erwachsenen Verwandten ersten Grades persönlich exploriert werden, bei Probanden mit manisch-depressiver Erkrankung waren dies 92,5 % und bei Kontrollpersonen 90,3 %. Somit ergab sich zwischen den Gruppen kein signifikanter Unterschied hinsichtlich des Anteils persönlich untersuchter Verwandter. Auch die Verteilung der Geschlechter bei den Verwandten sowie deren durchschnittliches Alter zum Zeitpunkt der psychiatrischen Untersuchung unterschieden sich nicht signifikant zwischen den jeweiligen Gruppen. Die Daten zur Anzahl und Geschlechtsverteilung der Verwandten sowie zum Alter der persönlich untersuchten Verwandten bei Studieneinschluß sind in Tabelle 9 zusammenfassend dargestellt.

**Tabelle 9.** Anzahl, Alter und Geschlecht der erwachsenen Verwandten ersten Grades

|  | Zykloide Psychosen (N=45) | MDE (N=32) | Kontrollen (N=27) |
|---|---|---|---|
| N gesamt | 172 | 153 | 106 |
| M/W | 84/88 | 84/69 | 53/53 |
| N lebende Verwandte | 157 | 133 | 93 |
| M/W | 74/83 | 71/72 | 46/47 |
| Alter (Jahre) bei Studieneinschluß* | 48,5 ± 16,73 | 47,2 ± 16,29 | 50,0 ± 14,80 |
| N persönlich untersucht | 146 | 123 | 84 |
| M/W | 68/78 | 67/56 | 40/44 |
| Alter (Jahre) zum Untersuchungszeitpunkt* | 48,8 ± 17,05 | 47,4 ± 16,63 | 49,9 ± 14,89 |

*Mittelwerte ± Standardabweichung

## 8.4.2 Größe der Geschwisterschaften, Kinderzahl und Reproduktionsraten

Tabelle 10 gibt die durchschnittliche Anzahl der Geschwister und Kinder der Indexprobanden bzw. Kontrollpersonen wieder. Die Größe der Geschwisterschaften reichte in der Kontrollgruppe von 0 – 4 Geschwistern, in der Gruppe der manisch-depressiv Erkrankten von 1 – 6 Geschwistern und in der Gruppe der zykloiden Psychosen von 0 – 7 Geschwistern. Die durchschnittliche Geschwisterzahl bei zykloid psychotischen Probanden war zwar etwas niedriger als in der Kontrollgruppe und in der Gruppe der manisch-depressiven Probanden, die Unterschiede erreichten im globalen Vergleich jedoch keine Signifikanz.

**Tabelle 10.** Größe der Geschwisterschaften und Anzahl der Kinder

|               | Zykloide Psychosen (N=45) | MDE (N=32)  | Kontrollen (N=27) |
|---------------|---------------------------|-------------|-------------------|
| N Geschwister* | 1,76 ± 1,33              | 2,34 ± 0,94 | 1,93 ± 1,04       |
| N Kinder*     | 0,64 ± 0,88               | 0,94 ± 1,05 | 1,30 ± 1,14       |

* Mittelwerte ± Standardabweichung

Die Anzahl der Kinder lag bei Kontrollpersonen über derjenigen bei manisch-depressiven und zykloid psychotischen Probanden. Im globalen Test erwiesen sich diese Differenzen als signifikant (H=6,104; df=2; p<0,05). In den anschließenden paarweisen Einzelvergleichen war jedoch nur der Unterschied zwischen den Probanden mit zykloiden Psychosen und der Kontrollgruppe signifikant (p<0,02), wobei die Signifikanz auch nach Bonferroni-Korrektur bestehen blieb. Die Mehrzahl der Kinder hatte jedoch aufgrund der als Einschlußkriterium gewählten Altersbeschränkung der Probanden das Manifestationsalter für Psychoseerkrankungen noch nicht erreicht, so daß die Zahl der in die Untersuchung einbezogenen mindestens 18 Jahre alten Nachkommen insgesamt gering war und mit 21 Personen lediglich 4,9 % aller erwachsenen Verwandten ersten Grades ausmachte. Hiervon entfielen drei Söhne und drei Töchter auf die zykloid psychotischen Probanden, 8 Söhne und 6 Töchter auf die manisch-depressiven Probanden und ein Sohn auf die Kontrollpersonen.

Als Maß für die Reproduktionsrate der Eltern diente außer der Größe der Geschwisterschaften auch der Anteil an Einzelkindern unter den Indexpersonen. In der Gruppe der zykloid psychotischen Patienten waren 7 von 45 Probanden Einzelkinder, bei den Kontrollpersonen zwei von 27, während bei den manisch-depressiv erkrankten Indexprobanden überhaupt keine Einzelkinder vorgekommen waren. Im globalen Vergleich verfehlten diese Unterschiede nur knapp eine Signifikanz ($\chi^2$=5,796; df=2; p=0,055), so daß noch paarweise Gruppenvergleiche durchgeführt wurden. Es zeigte sich hier bei Probanden mit zykloiden Psychosen ein signifikant höherer Anteil an Einzelkindern als bei Probanden mit manisch-depressiver Erkrankung ($\chi^2$=5,476; df=1; p<0,02), der jedoch nach Bonferroni-Korrektur das Signifikanzniveau knapp verfehlte. Für die weiteren Einzelvergleiche ergab sich kein signifikanter Unterschied.

### 8.4.3 Sozialstatus der Eltern

Hinsichtlich des Sozialstatus der Eltern differierten Indexprobanden mit zykloiden Psychosen bzw. manisch-depressiver Erkrankung und Kontrollpersonen nicht wesentlich voneinander. Es fanden sich keine signifikanten Unterschiede bezüglich des Anteils der Elternteile mit abgeschlossenem Studium oder abgeschlossener Berufsausbildung. Der Anteil arbeitsloser Elternteile war zwischen den Gruppen ebenso nicht signifikant verschieden wie der Anteil geschiedener oder getrennt lebender Eltern.

## 8.5 Reliabilität der Diagnosen bei Verwandten

In einer zufällig ausgewählten Subgruppe 30 erkrankter Verwandter wurde die Reliabilität der Diagnostik nach Leonhard überprüft. Alle Verwandten waren sowohl von dem die Exploration durchführenden Untersucher als auch von einem weiteren unabhängigen Diagnostiker klassifiziert worden. Letzterer erstellte hierbei seine Diagnose auf der Basis vorliegender Krankengeschichtsdaten sowie des schriftlich fixierten, durch den ersten Untersucher bei der persönlichen Exploration erhobenen aktuellen psychopathologischen Befundes. Keiner der Untersucher hatte bei Exploration bzw. Diagnosestellung Daten zur Familienanamnese zur Verfügung. Hierbei stimmten in zwei Fällen die Untersucher in ihren Diagnosen nicht überein, indem jeweils einer eine zykloide Psychose und der andere eine manisch-depressive Erkrankung diagnostiziert hatte. Aufgrund ähnlicher differentialdiagnostischer Erwägungen konnte in beiden Fällen eine übereinstimmende Konsensusdiagnose erarbeitet werden. Der als Maß für die Übereinstimmung ermittelte Cohen`s Kappa-Wert lag bei 0,878.

## 8.6 Anzahl und Diagnosen von psychischen Erkrankungen bei Verwandten ersten Grades

### 8.6.1 Endogene Psychosen

Insgesamt fanden sich unter allen 172 erstgradigen Verwandten der zykloid psychotischen Probanden 12 endogene Psychosen. Dabei waren zwei von 44 Vätern, 5 von 45 Müttern und 5 von 40 Schwestern erkrankt, während sich keine Erkrankung unter den 37 Brüdern und den 6 in die Untersuchung eingegangenen Kindern fand. Weibliche Verwandte litten mit einer rohen, also nicht alterskorrigierten Prävalenzrate von 11,4 % häufiger an endogenen Psychosen als männliche Verwandte, die eine rohe Prävalenzrate von 2,3 % aufwiesen. Homotypische Erkrankungen traten bei den Verwandten der zykloid psychotischen Probanden in 5 Fällen auf. Weitere 5 Verwandte hatten eine manisch-depressive Erkrankung. In einem Fall lag eine monopolare depressive Psychose vor, in einem weiteren war die differentialdiagnostische Entscheidung zwischen einer zykloiden Psychose und einer affektiven Psychose nicht sicher zu treffen, da eine persönliche Untersuchung nicht möglich war. Nach fremdanamnestischen Angaben und Krankengeschichtsdaten hatte es sich zweifellos um eine phasische Erkrankung gehandelt. Schizophrene Psychosen wurden in den Familien der zykloiden Probanden nicht beobachtet. Die rohen Prävalenzraten für endogene Psychosen insgesamt in Abhängigkeit vom Verwandtschaftsverhältnis und aufgeschlüsselt nach Art der Informationsgewinnung sind in Tabelle 11 im Überblick wiedergegeben.

**Tabelle 11.** Rohe Prävalenzraten für endogene Psychosen insgesamt unter Verwandten ersten Grades in Abhängigkeit vom Verwandtschaftsverhältnis

| | | Zykloide Psychosen Expl. | gesamt | MDE Expl. | gesamt | Kontrollen Expl. | gesamt |
|---|---|---|---|---|---|---|---|
| Väter | N gesamt | 31 | 44 | 20 | 32 | 17 | 26 |
| | Erkrankt | 2 | 2 | 2 | 7 | - | - |
| | (%) | (6,5%) | (4,5%) | (10,0%) | (21,9%) | | |
| Mütter | N gesamt | 41 | 45 | 25 | 32 | 21 | 27 |
| | Erkrankt | 3 | 5 | 5 | 9 | 2 | 2 |
| | (%) | (7,3%) | (11,1%) | (20,0%) | (28,1%) | (9,5%) | (7,4%) |
| Brüder | N gesamt | 34 | 37 | 39 | 44 | 22 | 26 |
| | Erkrankt | - | - | 7 | 8 | 1 | 1 |
| | (%) | | | (17,9%) | (18,2%) | (4,5%) | (3,8%) |
| Schwe-stern | N gesamt | 34 | 40 | 26 | 31 | 23 | 26 |
| | Erkrankt | 2 | 5 | 12 | 15 | 1 | 1 |
| | (%) | (5,9%) | (12,5%) | (46,2%) | (48,4%) | (4,3%) | (3,8%) |
| Söhne | N gesamt | 3 | 3 | 8 | 8 | 1 | 1 |
| | Erkrankt | - | - | - | - | - | - |
| | (%) | | | | | | |
| Töchter | N gesamt | 3 | 3 | 5 | 6 | - | - |
| | Erkrankt | - | - | 1 | 1 | | |
| | (%) | | | (20,0%) | (16,6%) | | |
| Gesamt | N gesamt | 146 | 172 | 123 | 153 | 84 | 106 |
| | Erkrankt | 7 | 12 | 27 | 40 | 4 | 4 |
| | (%) | (4,8%) | (7,0%) | (22,0%) | (26,1%) | (4,8%) | (3,8%) |

Expl.=persönlich exploriert

Tabelle 12 faßt die rohen Prävalenzen für die diagnostischen Hauptgruppen endogener Psychosen der Leonhard-Klassifikation bei allen Verwandten ersten Grades getrennt nach Art der Informationsgewinnung zusammen. Bei einer Beschränkung der Auswertung auf die 353 persönlich explorierten Verwandten ergeben sich insgesamt nur geringe Unterschiede der Prävalenzraten gegenüber einer Auswertung aller einbezogenen Verwandten (Tabellen 11 und 12). Vor allem unter den Eltern der manisch-depressiven Probanden gab es einige erkrankte Personen, die bereits verstorben waren und nicht mehr persönlich untersucht werden konnten, so daß hier die Raten am stärksten differieren. Unter den Schwestern zykloid psychotischer Probanden gab es drei Fälle anhand vorliegender Unterlagen sicher diagnostizierbarer endogener Psychosen, die jedoch wegen erfolgtem Suizid, unbekanntem Aufenthaltsort bzw. fehlender Kooperativität alle nicht persönlich untersucht werden konnten.

**Tabelle 12.** Rohe Prävalenzraten für endogene Psychosen unter erstgradigen Verwandten bei Aufschlüsselung nach diagnostischen Hauptgruppen (Leonhard)

| | | Zykloide Psychosen | | MDE | | Kontrollen | |
|---|---|---|---|---|---|---|---|
| | | Expl. | Gesamt | Expl. | Gesamt | Expl. | Gesamt |
| N Verwandte | | 146 | 172 | 123 | 153 | 84 | 106 |
| Diagnose | | | | | | | |
| Unipolare af- | N | - | 1 | 1 | 1 | 3 | 3 |
| fektive Psychose | % | - | 0,6 | 0,8 | 0,6 | 3,6 | 2,8 |
| Manisch-depres- | N | 5 | 5 | 23 | 34 | 1 | 1 |
| sive Erkrankung | % | 3,4 | 2,9 | 18,7 | 22,2 | 1,2 | 0,9 |
| Zykloide | N | 2 | 5 | 2 | 2 | - | - |
| Psychose | % | 1,4 | 2,9 | 1,6 | 1,3 | - | - |
| Systematische | N | - | - | 1 | 1 | - | - |
| Schizophrenie | % | | | 0,8 | 0.6 | | |
| Diagnose | N | - | 1 | - | 2 | - | - |
| Unklar | % | | 0,6 | | 1,3 | | |

Expl.=persönlich exploriert

Die rohen Prävalenzraten familiärer Psychoseerkrankungen für die einzelnen Subgruppen zykloider Psychosen sind in Tabelle 13 dargestellt. Bei Motilitätspsychosen fand sich die höchste familiäre Auftretensfrequenz endogener Psychosen. Die rohe Prävalenzrate für familiäre Fälle endogener Psychosen betrug bei Motilitätspsychosen 15,1 %, bei Verwirrtheitspsychosen 6,9 % und bei Angst-Glücks-Psychosen 3,7 %. Allerdings lag bei der Motilitätspsychose keine Homotypie des Familienbildes vor, indem nur in 3,0 % der Verwandten wiederum eine Motilitätspsychose vorkam und zykloide Psychosen insgesamt nur 6,0 % ausmachten, dagegen in 6,1 % eine manisch-depressive Erkrankung und in 3,0 % eine unipolare depressive Erkrankung diagnostiziert wurde.

Die manisch-depressiven Probanden hatten unter 153 Verwandten ersten Grades 40 Fälle von endogenen Psychosen, wobei 7 von 32 Vätern, 9 von 32 Müttern, 8 von 44 Brüdern, 15 von 31 Schwestern sowie eine von 6 erwachsenen Töchtern erkrankt waren. Weibliche Verwandte waren mit einer rohen Prävalenz von 36,2 % Erkrankungsfällen stärker betroffen als männliche Verwandte mit 17,8 %. In den Familien der manisch-depressiven Probanden fanden sich in der großen

Mehrzahl der Fälle homotypische Erkrankungen, nämlich bei 34 Personen entsprechend einer rohen Prävalenzrate von 22,2 %. Die Prävalenzrate für zykloide Psychosen betrug 1,3 %, wobei je eine Angst-Glücks- und eine Motilitätspsychose diagnostiziert wurde. Bei je einem Verwandten wurde eine unipolare affektive Psychose bzw. eine systematische Schizophrenie diagnostiziert. In zwei Fällen war die diffferentialdiagnostische Zuordnung nicht mit hinreichender Sicherheit zu treffen, da keine ausreichenden Informationen über die akute Symptomatik greifbar waren. Auch hier handelte es sich aber zweifelsfrei um phasische Psychosen.

**Tabelle 13.** Rohe Prävalenzraten bei Differenzierung der Subtypen zykloider Psychosen

| | | Angst-Glücks-Psychose (N=19) | | Verwirrtheitspsychose (N=16) | | Motilitätspsychose (N=10) | |
|---|---|---|---|---|---|---|---|
| | | Expl. | Gesamt | Expl. | Gesamt | Expl. | Gesamt |
| N Verwandte | | 68 | 81 | 53 | 58 | 25 | 33 |
| Verwandtendiagnose | | | | | | | |
| Angst-Glücks- | N | - | - | 2 | 2 | - | - |
| Psychose | % | | | 3,8 | 3,5 | | |
| Verwirrtheits- | N | - | - | - | 1 | - | 1 |
| psychose | % | | | | 1,7 | | 3,0 |
| Motilitäts- | N | - | - | - | - | - | 1 |
| psychose | % | | | | | | 3,0 |
| Manisch-depres- | N | 2 | 2 | 1 | 1 | 2 | 2 |
| sive Erkrankung | % | 2,9 | 2,5 | 1,9 | 1,7 | 8,0 | 6,1 |
| Unipolare af- | N | - | - | - | - | - | 1 |
| fektive Psychose | % | | | | | | 3,0 |
| Diagnose | N | - | 1 | - | - | - | - |
| Unklar | % | | 1,2 | | | | |

Expl.=persönlich exploriert

Bei 106 Verwandten der Kontrollpersonen waren in 4 Fällen endogene Psychosen vorgekommen, wobei es sich ausschließlich um affektive Erkrankungen gehandelt hatte. Es fanden sich 3 Fälle monopolarer depressiver Psychosen und ein Fall einer manisch-depressiven Erkrankung.

## 8.6.2 Nicht-psychotische psychische Störungen

Unter dieser Kategorie sind sowohl neurotische Störungen als auch Persönlichkeitsstörungen und Suchterkrankungen zusammengefaßt, deretwegen eine ambulante oder stationäre Behandlung erfolgt war. Hirnorganische Erkrankungen oder exogene Psychosen wurden generell nicht berücksichtigt. Die rohe Prävalenzrate für nicht-psychotische psychische Störungen betrug unter den 172 Verwandten der Probanden mit zykloiden Psychosen 8,1 % entsprechend 14 betroffenen Personen. In den Familien manisch-depressiver Probanden wurden bei 9 von 153 Verwandten (5,9 %) derartige Störungen diagnostiziert, während sich in der Kontrollgruppe hierfür eine rohe Prävalenzrate von 10,4 % (entsprechend 11 betroffenen Personen unter 106 Verwandten) fand. Da für nichtpsychotische psychische Störungen die Bestimmung des Ersterkrankungsalters besonders problematisch ist und hier eine erstmalig erfolgte Behandlung kaum als zuverlässiges Maß für den tatsächlichen Erkrankungsbeginn herangezogen werden kann, wurden für diese Störungen keine alterskorrigierten Morbiditätsrisiken berechnet. Ein Vergleich der Häufigkeit von Probanden mit positiver Familienanamnese für nichtpsychotische psychische Störung ergab keine signifikanten Unterschiede zwischen Kontrollpersonen, manisch-depressiven und zykloid psychotischen Probanden.

## 8.7 Anzahl von Probanden mit positiver Familienanamnese für endogene Psychosen unter erstgradigen Verwandten

Auch hinsichtlich der familiären Häufung endogener Psychosen wurde zunächst ein Vergleich durchgeführt, der sich nicht auf die Verwandten als Beobachtungseinheit bezog, sondern auf die einzelnen jeweils eine Familie repräsentierenden Probanden, indem diese in solche mit positiver Familienanamnes, also zumindest einem an einer endogenen Psychose erkrankten Verwandten ersten Grades, und solche mit negativer Familienanamnese, die keinen derartigen Erkrankungsfall aufweisen, unterteilt wurden. Wir beschränkten uns hierbei nicht auf Verwandte mit homotypischen Psychosen, sondern bezogen alle Fälle mit mindestens einem Fall einer endogenen Psychose unter erstgradigen Verwandten ein. Tabelle 14 gibt eine Übersicht über den Anteil von Probanden mit mindestens einem Sekundärfall einer endogenen Psychose in der Kernfamilie.

**Tabelle 14.** Anteil von Probanden mit positiver Familienanamnese für endogene Psychosen unter erstgradigen Verwandten

| Diagnose Proband | N gesamt | N mit positiver Familienanamnese | % |
|---|---|---|---|
| Zykloide Psychose | 45 | 11 | 24,4 |
| Manisch-depressive Erkrankung | 32 | 20 | 62,5 |
| Kontrollperson | 27 | 4 | 14,8 |

Unter den 45 Probanden mit zykloiden Psychosen kam in 11 Fällen mindestens eine endogene Psychose unter erstgradigen Verwandten vor, wobei bei einer Probandin zwei Sekundärfälle zu verzeichnen waren. In dieser Familie litten alle drei erkrankten Mitglieder an einer zykloiden Psychose. Insgesamt wurden in 4 Familien bei allen betroffenen Verwandten zykloide Psychosen beobachtet, während bei 6 Familien die Sekundärfälle als affektive Psychosen diagnostiziert wurden. In einem Fall war die sichere diagnostische Zuordnung des Sekundärfalles aus den vorhanden Informationen heraus nicht möglich, da eine persönliche Exploration nicht gestattet wurde.

Unter manisch-depressiv erkrankten Probanden fand sich in mehr als der Hälfte aller Individuen, nämlich in 20 von 32 Fällen, eine positive Anamnese für endogene Psychosen in der Kernfamilie. Hierunter wiesen 7 Probanden einen weiteren Erkrankungsfall auf, bei 8 Probanden waren zwei Sekundärfälle vorgekommen, bei drei Probanden drei und bei zwei Probanden sogar vier weitere Fälle erkrankter Verwandter ersten Grades. Bei zwei der Probanden mit zwei Sekundärfällen endogener Psychosen litt ein erkrankter Angehöriger an einer zykloiden Psychose, ein weiterer war an einer manisch-depressiven Psychose erkrankt. In einer Familie war neben einem Sekundärfall einer manisch-depressiven Erkrankung auch ein Fall einer systematischen Schizophrenie vorgekommen. Zwei Familien wiesen Erkrankungsfälle auf, die diagnostisch nicht eindeutig zugeordnet werden konnten, obgleich es sich zweifelsfrei um phasische Psychosen handelte und keinerlei Hinweise auf das Vorliegen einer schizophrenen Psychose bestanden. In der Mehrzahl der Familien (70%) handelte es sich auch bei den Sekundärfällen ausschließlich um manisch-depressive Erkankungen. Die Stammbäume aller mehr als einen Sekundärfall in der Kernfamilie aufweisenden Probanden sind im Anhang im Überblick dargestellt.

Bei Kontrollpersonen war in 4 Fällen in der Kernfamilie der Indexperson eine Erkrankung an einer endogenen Psychose vorgekommen. In allen Fällen erkrankter Familienmitglieder von Kontrollpersonen hatte es sich um affektive Psychosen gehandelt.

Hinsichtlich des Anteils der Indexprobanden mit positiver Familienanmnese für endogene Psychosen in der Kernfamilie fand sich im globalen statistischen Vergleich ein hoch signifikanter Unterschied zwischen den Gruppen ($\chi^2$=17,927; df=2; p<0,001). Die a posteriori durchgeführten paarweisen Einzelvergleiche demonstrierten die auch nach Bonferroni-Korrektur signifikante Häufung familiärer Sekundärfälle endogener Psychosen bei Probanden mit manisch-depressiver Erkrankung sowohl gegenüber Probanden mit zykloiden Psychosen ($\chi^2$=11,261; df=1; p<0,001) als auch im Vergleich zu Kontrollpersonen ($\chi^2$=13,799; df=1; p<0,001). Im Gegensatz dazu unterschieden sich Probanden mit zykloiden Psychosen im Hinblick auf die Häufigkeit einer positiven Familienanamnese für endogene Psychosen nicht signifikant von Kontrollpersonen.

## 8.8 Alterskorrigierte Morbiditätsrisiken bei Verwandten

### 8.8.1 Alterskorrigiertes Morbiditätsrisiko für die Erkrankung an einer endogenen Psychose

*Alterskorrigiertes Morbiditätsrisiko für alle Verwandten ersten Grades*

Verwandte manisch-depressiver Probanden wiesen ein wesentlich höheres alters-korrigiertes Risiko der Erkrankung an einer endogenen Psychose auf als Ver-wandte von Patienten mit zykloiden Psychosen und Verwandte von Kontrollper-sonen, was die graphische Darstellung der Kaplan-Meier-Funktion in Abbildung 1 deutlich zeigt.

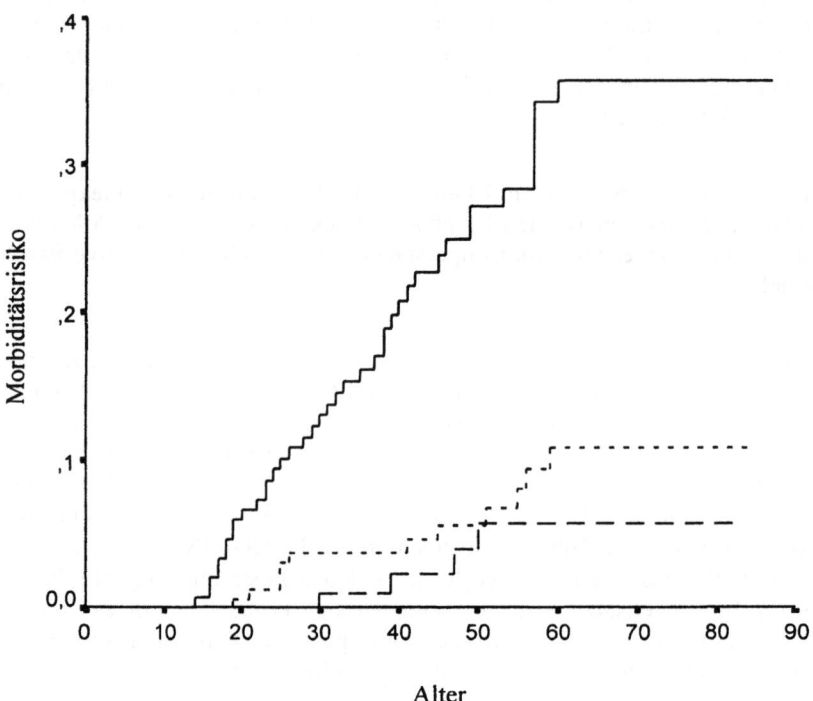

**Abb. 1.** Alterskorrigiertes Morbiditätsrisiko für die Erkrankung an einer endogenen Psy-chose. *Durchgezogene Linie: Verwandte der manisch-depressiven Probanden; kurz gestri-chelte Linie: Verwandte der zykloid psychotischen Probanden; lang gestrichelte Linie: Verwandte der Kontrollpersonen*

Unter den 153 erstgradigen Verwandten der manisch-depressiven Probanden betrug bei 40 erkrankten Personen das alterskorrigierte Morbiditätsrisiko 35,2 %, während die 172 Verwandten der Patienten mit zykloiden Psychosen bei 12 Erkrankungsfällen ein Morbiditätsrisiko von 10,8 % aufwiesen. Bei den 106 Verwandten der Kontrollpersonen kamen 4 Fälle einer Erkrankung an einer endogenen Psychose vor, was einem Morbiditätsrisiko von 5,7 % entsprach. Der globale Log-rank-Test über alle drei Gruppen erbrachte für diese Unterschiede eine hohe Signifikanz ($\chi^2$=39,31; df=2; p<0,0001). Im paarweisen Gruppenvergleich war das Morbiditätsrisiko bei Verwandten von Probanden mit zykloiden Psychosen signifikant niedriger als bei Verwandten manisch-depressiv Erkrankter ($\chi^2$=22,59; df=1; p<0,0001). Das Morbiditätsrisiko der Verwandten von Kontrollpersonen war ebenfalls signifikant niedriger als bei den Verwandten der manisch-depressiven Probanden ($\chi^2$=23,50; df=1; p<0,0001). Die Signifikanz dieser Unterschiede hatte auch nach Bonferroni-Korrektur Bestand. Verwandte von Kontrollpersonen hatten dagegen kein signifikant verschiedenes Morbiditätsrisiko für die Erkrankung an einer endogenen Psychose gegenüber Verwandten zykloid psychotischer Probanden.

Bei ausschließlicher Berücksichtigung mindestens einmal psychiatrisch hospitalisierter Verwandter mit endogener Psychose reduzierten sich die ermittelten Morbiditätsrisiken für erstgradige Verwandte auf 23,9 % bei manisch-depressiven Probanden, 8,8 % bei zykloid psychotischen Probanden und 1,9 % bei Kontrollpersonen. Im statistischen Vergleich fand sich wiederum global eine hohe Signifikanz der Unterschiede ($\chi^2$=29,05; df=2; p<0,0001) und in den a posteriori Gruppenvergleichen signifikant niedrigere familiäre Risiken bei zykloiden Psychosen gegenüber manisch-depressiver Erkrankung ($\chi^2$=13,88; df=1; p<0,001) wie auch bei Kontrollpersonen gegenüber manisch-depressiver Erkrankung ($\chi^2$=19,26; df=1; p<0,0001). Der Unterschied zwischen Kontrollpersonen und Probanden mit zykloiden Psychosen erreichte keine Signifikanz.

Wurden für die Auswertung ausschließlich persönlich explorierte Verwandte herangezogen, ergab sich für die Verwandten der manisch-depressiven Probanden ein Morbiditätsrisiko von 28,5 %, das wiederum wesentlich höher lag als die Risiken für Verwandte zykloid psychotischer Probanden (7,5 %) bzw. für Verwandte von Kontrollpersonen (7,6 %). Auch hier zeigte der globale Vergleich eine hohe Signifikanz der Unterschiede ($\chi^2$=27,06; df=2; p<0,0001), die anschließenden paarweisen Gruppenvergleiche ergaben erneut signifikant geringere familiäre Risiken bei zykloid psychotisch im Vergleich zu manisch-depressiv Erkrankten ($\chi^2$=18,48; df=1; p<0,0001) und bei Kontrollpersonen gegenüber manisch-depressiver Erkrankten ($\chi^2$=12,75; df=1; p<0,001). Demgegenüber unterschieden sich zykloid psychotische Probanden nicht signifikant von Kontrollpersonen. Alle Einzelvergleiche waren auch mit Bonferroni-Korrektur signifikant. Da die Resultate für ausschließlich persönlich explorierte Verwandte insgesamt keinen wesentlichen Unterschied gegenüber denjenigen für alle Verwandte zeigten, erfolgt im weiteren für persönlich untersuchte Verwandte keine gesonderte Auswertung mehr.

### Alterskorrigiertes Morbiditätsrisiko der Eltern

Die alterskorrigierten Morbiditätsrisiken für Eltern sind in Abbildung 2 dargestellt. Unter den 64 Elternteilen der manisch-depressiven Probanden waren 16 an
einer endogenen Psychose erkrankt, was einem altersspezifischen Morbiditätsrisiko von 26,6 % entsprach. Bei den Probanden mit zykloiden Psychosen gingen 89
Elternteile in die Auswertung ein, da in einem Fall der Vater nicht bekannt war.
Hier ergab sich bei 7 Erkrankungsfällen ein kumulatives Morbiditätsrisiko von
8,8 %. Die 53 Elternteile der Kontrollpersonen, bei denen ebenfalls ein unbe-
kannter Vater nicht berücksichtigt werden konnte, wiesen in zwei Fällen eine Erkrankung an einer endogenen Psychose auf. Das ermittelte Morbiditätsrisiko betrug 3,9 %. Der globale statistische Vergleich machte eine hohe Signifikanz der
Unterschiede deutlich ($\chi^2=15,31$; df=2; p<0,001). Die paarweisen Einzelvergleiche zeigten bei Eltern zykloid psychotischer Probanden ein signifikant niedrigeres
Morbiditätsrisiko als bei Eltern manisch-depressiver Probanden ($\chi^2=8,29$; df=1;
p<0,01), denen gegenüber auch die Eltern der Kontrollpersonen ein signifikant
niedrigeres Risiko der Erkrankung an einer endogenen Psychose aufwiesen
($\chi^2=10,05$; df=1; p<0,01). Beide Ergebnisse blieben mit Bonferroni-Korrektur signifikant. Zwischen den Eltern der Kontrollpersonen und den Eltern der an zykloiden Psychosen leidenden Probanden bestand kein signifikanter Unterschied
des altersspezifischen Morbiditätsrisikos für die Erkrankung an einer endogenen
Psychose.

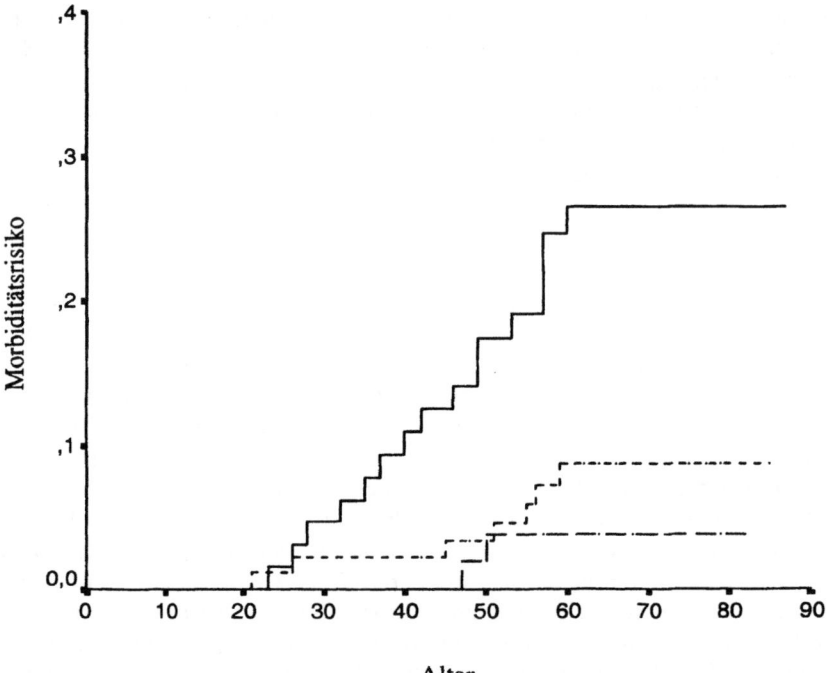

**Abb. 2.** Alterskorrigiertes Morbiditätsrisiko der Eltern für die Erkrankung an einer endogenen Psychose. *Durchgezogene Linie: Verwandte der manisch-depressiven Probanden; kurz
gestrichelte Linie: Verwandte der zykloid psychotischen Probanden; lang gestrichelte Linie: Verwandte der Kontrollpersonen*

### Alterskorrigiertes Morbiditätsrisiko bei Geschwistern

Morbiditätsrisiken für Geschwister wurden mittels verschiedener Vorgehenswei-
sen bestimmt. Für eine erste Auswertung wurden sämtliche erwachsenen Geschwister berücksichtigt. Abbildung 3 gibt die hierbei ermittelten Morbiditätsrisiken wieder. Alle 32 manisch-depressiven Probanden hatten erwachsene
Geschwister. Von diesen 75 Geschwistern waren 23 an einer endogenen Psychose
erkrankt. Das alterskorrigierte Morbiditätsriko belief sich auf 50,0 %. Von den 45
Probanden mit zykloiden Psychosen hatten 7 keine erwachsenen Geschwister, die
verbleibenden 38 hatten insgesamt 77 erwachsene Geschwister, unter denen in 5
Fällen eine endogene Psychose beobachtet worden war, woraus sich ein Morbiditätsrisiko von 10,1 % errechnete. In der Kontrollgruppe hatten zwei der 27 Kontrollpersonen keine erwachsenen Geschwister. Von den 52 erwachsenen Geschwistern dieser Gruppe waren zwei an einer endogenen Psychose erkrankt. Das
entsprechende alterskorrigierte Morbiditätsrisiko betrug 5,7 %.

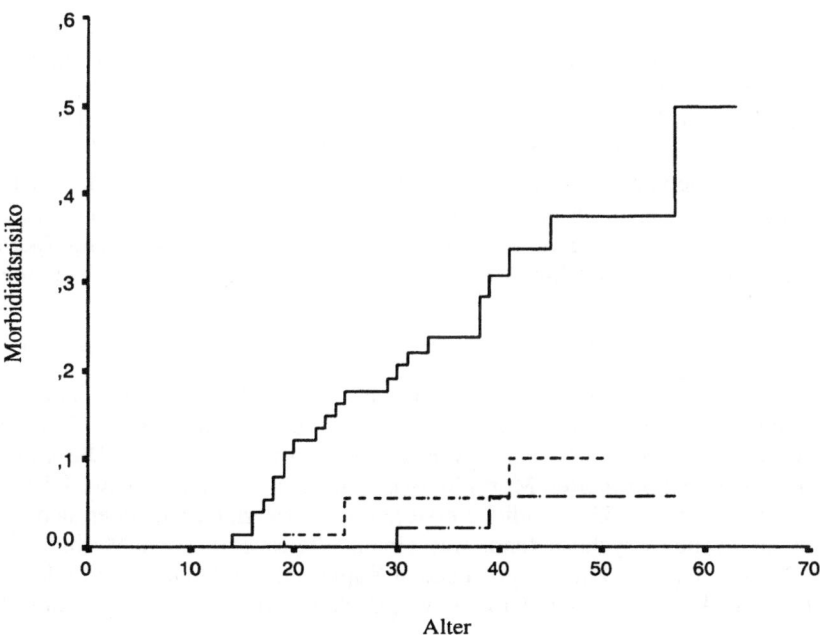

**Abb. 3.** Alterskorrigiertes Morbiditätsrisiko für die Erkrankung an einer endogenen Psychose bei Geschwistern. *Durchgezogene Linie: Geschwister der manisch-depressiven Probanden; kurz gestrichelte Linie: Geschwister der zykloid psychotischen Probanden; lang
gestrichelte Linie: Geschwister der Kontrollpersonen*

Im globalen Logrank-Test wurde für diese Differenzen eine hohe Signifikanz ermittelt ($\chi^2$=21,69; df=2; p<0,0001). Paarweise Gruppenvergleiche ergaben für Geschwister zykloid psychotischer Probanden ein signifikant geringeres Erkrankungsrisiko als für Geschwister manisch-depressiver Probanden ($\chi^2$=11,56; df=1; p<0,001), denen gegenüber Geschwister von Kontrollpersonen ebenso ein signifikant geringeres Risiko aufwiesen ($\chi^2$=12,98; df=1; p<0,001). In beiden Vergleichen galt dies auch mit Bonferroni-Korrektur des Signifikanzniveaus. Geschwister der zykloid psychotischen Probanden und Kontrollpersonen unterschieden sich nicht signifikant voneinander hinsichtlich des Morbiditätsrisikos für die Erkrankung an einer endogenen Psychose.

Zusätzlich zum obigen Vorgehen erfolgte eine gesonderte Ermittlung des Erkrankungsrisikos für Geschwister, indem jeweils nur ein zufallsausgewähltes Geschwister pro Geschwisterschaft für die Berechnung berücksichtigt wurde. Auf diese Weise sollte dem Problem der fehlenden Unabhängigkeit der Beobachtungen bei Geschwistern Rechnung getragen werden. Bei den manisch-depressiv erkrankten Probanden betrug das alterskorrigierte Morbiditätsrisiko, an einer endogenen Psychose zu erkranken, für ein zufallsausgewähltes Geschwister 43,0 %. Bei zykloid-psychotischen Probanden resultierte hierbei ein Erkrankungsrisiko von 5,6 % und bei Kontrollpersonen von 4,4 %. Im Vergleich über alle Gruppen waren die Unterschiede hier desgleichen signifikant ($\chi^2$=13,62; df=2; p<0,01). Ebenfalls signifikant – auch unter Bonferroni-Korrektur – waren die Unterschiede in den Einzelvergleichen zwischen manisch-depressiven und zykloid psychotischer Probanden ($\chi^2$=7,99; df=1; p<0,01) mit einem niedrigeren Risiko für letztere sowie zwischen manisch-depressiven Probanden und Kontrollpersonen ($\chi^2$=7,16; df=1; p<0,01) mit geringerem Risiko bei Kontrollpersonen. Nicht signifikant war dagegen der Vergleich zykloid psychotischer Probanden mit Kontrollpersonen.

### Alterskorrigiertes Morbiditätsrisiko bei männlichen Verwandten

Manisch-depressive wie auch zykloid psychotische Indexprobanden hatten jeweils 84 männliche Verwandte ersten Grades. Bei den ersteren litten 15 männliche Verwandte an einer endogenen Psychose, bei den letzteren zwei. Die korrespondierenden alterskorrigierten Morbiditätsrisiken betrugen 30,3 % bzw. 4,5 %. Kontrollpersonen hatten 53 männliche erstgradige Verwandte, worunter sich ein Fall einer endogenen Psychose fand, was einem altersspezifischen Morbiditätsrisiko von 2,5 % entsprach. Die entsprechenden Kaplan-Meier-Funktionen finden sich in Abbildung 4. Im globalen Gruppenvergleich resultierte eine hohe Signifikanz

($\chi^2$=19,11; df=2; p<0,0001). Einzelvergleiche unter Korrektur des Signifikanzniveaus nach Bonferroni zeigten signifikant niedrigere Morbiditätsrisiken bei Verwandten zykloid psychotischer Probanden gegenüber Verwandten manisch-depressiver Probanden ($\chi^2$=11,71; df=1; p<0,001), wie auch bei Verwandten von Kontrollpersonen gegenüber Verwandten manisch-depressiver Probanden ($\chi^2$=9,09; df=1; p<0,01), jedoch keine signifikanten Unterschiede zwischen zykloiden Psychosen und Kontrollpersonen.

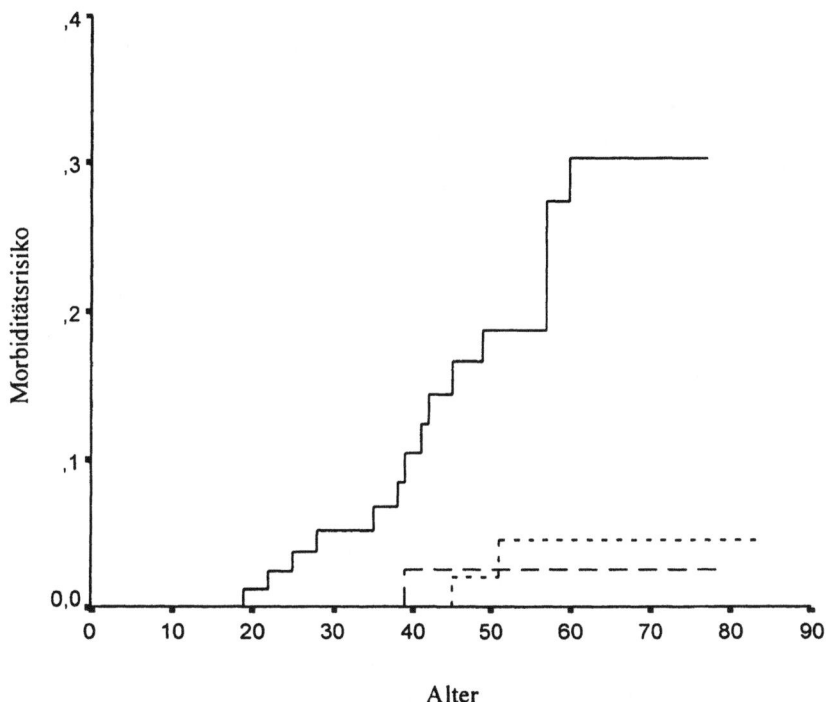

**Abb. 4.** Alterskorrigiertes Morbiditätsrisiko männlicher Verwandter für die Erkrankung an einer endogenen Psychose. *Durchgezogene Linie: Verwandte der manisch-depressiven Probanden; kurz gestrichelte Linie: Verwandte der zykloid psychotischen Probanden; lang gestrichelte Linie: Verwandte der Kontrollpersonen*

## Alterskorrigiertes Morbiditätsrisiko bei weiblichen Verwandten

Abbildung 5 verdeutlicht die alterskorrigierten Morbiditätsrisiken für weibliche Verwandte. Fünfundzwanzig der insgesamt 69 weiblichen Verwandten ersten

Grades der manisch-depressiv erkrankten Probanden litten an einer endogenen Psychose. Damit unterlagen weibliche Verwandte in dieser Gruppe einem alters-korrigierten Morbiditätsrisiko von 42,8 %. Probanden mit zykloiden Psychosen hatten 88 weibliche Verwandte, worunter sich 10 Fälle einer Erkrankung an endo-gener Psychose befanden entsprechend einem alterskorrigierten Morbiditätsrisiko von 16,6 %. In der Kontrollgruppe wurden bei 53 weiblichen Verwandten drei Personen mit endogener Psychose gefunden, was ein Morbiditätsrisiko von 8,8 % bedeutete. Der Logrank-Test wies diese Differenzen global als hoch signifikant aus ($\chi^2$=25,59; df=2; p<0,0001). Wiederum unterlagen im paarweisen Gruppen-vergleich Angehörige zykloider Probanden einem auch nach Bonferroni-Korrektur signifikant geringeren Morbiditätsrisiko als Angehörige manisch-depressiver Pro-banden ($\chi^2$=14,24; df=1; p<0,001), was ebenso für den Vergleich der Angehörigen von Kontrollpersonen mit denen manisch-depressiver Probanden galt ($\chi^2$=16,01; df=1; p<0,001), während sich zykloid psychotische Probanden nicht signifikant von Kontrollpersonen unterschieden.

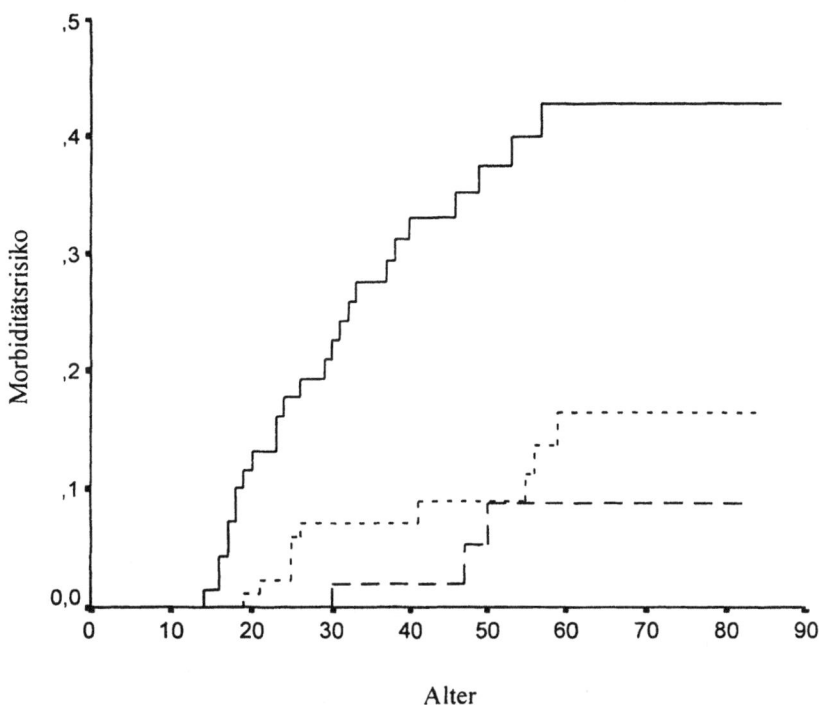

**Abb. 5.** Alterskorrigiertes Morbiditätsrisiko weiblicher Verwandter für die Erkrankung an einer endogenen Psychose. *Durchgezogene Linie: Verwandte der manisch-depressiven Probanden; kurz gestrichelte Linie: Verwandte der zykloid psychotischen Probanden; lang gestrichelte Linie: Verwandte der Kontrollpersonen*

### *Alterskorrigierte Morbiditätsrisiken in Abhängigkeit vom Geschlecht der Indexprobanden*

Die 9 männlichen Indexprobanden mit manisch-depressiver Erkrankung hatten 43 Verwandte ersten Grades, von denen 9 erkrankt waren. Das alterskorrigierte Morbiditätsrisiko betrug 31,4 %. Von den 91 Verwandten der 24 männlichen Indexprobanden mit zykloiden Psychosen waren 4 erkrankt, woraus sich ein alterskorrigiertes Morbiditätsrisiko von 7,2 % errechnete. Die 15 männlichen Kontrollpersonen hatten unter 60 Verwandten drei erkrankte Personen. Die Verwandten unterlagen hier einem Morbiditätsrisiko von 6,9 %. Unter den 110 Verwandten der 23 Indexprobandinnen mit manisch-depressiver Erkrankung waren 31 erkrankt, unter den 81 Verwandten der 21 zykloid psychotischen Indexprobandinnen gab es 8 Erkrankungsfälle und unter den 46 Verwandten der 12 weiblichen

Kontrollpersonen war ein Fall einer Erkrankung an einer endogenen Psychose beobachtet worden. Die korrespondierenden alterskorrigierten Morbiditätsrisiken
betrugen 36,8 %, 14,3 % und 3,9 %. Die Abbildungen 6 und 7 zeigen die Graphen
der altersspezifischen Morbiditätsrisiken für Verwandte männlicher und weiblicher Indexprobanden.

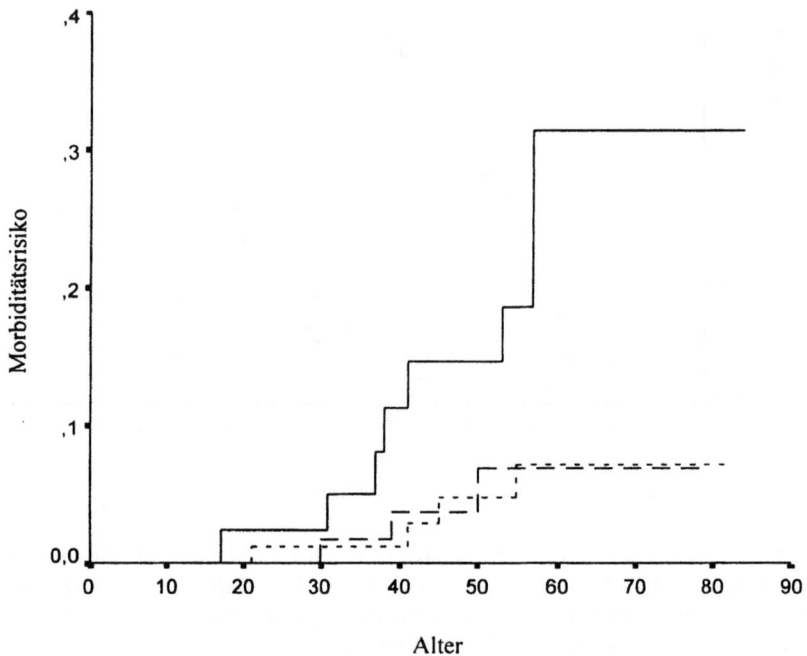

**Abb. 6.** Alterskorrigiertes Morbiditätsrisiko für die Erkrankung an einer endogenen Psychose bei Verwandten männlicher Indexprobanden. *Durchgezogene Linie: Verwandte der
manisch-depressiven Probanden; kurz gestrichelte Linie: Verwandte der zykloid psychotischen Probanden; lang gestrichelte Linie: Verwandte der Kontrollpersonen*

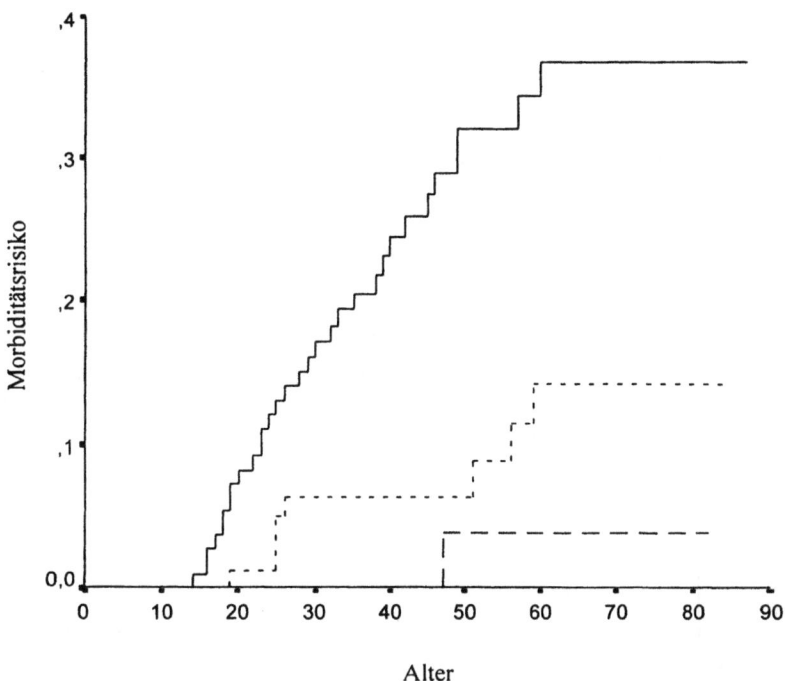

**Abb. 7.** Alterskorrigiertes Morbiditätsrisiko für die Erkrankung an einer endogenen Psychose bei Verwandten weiblicher Indexprobanden. *Durchgezogene Linie: Verwandte der manisch-depressiven Probanden; kurz gestrichelte Linie: Verwandte der zykloid psychotischen Probanden; lang gestrichelte Linie: Verwandte der Kontrollpersonen*

Im globalen statistischen Vergleich der Morbiditätsrisiken für Verwandte männlicher Indexprobanden bzw. -kontrollpersonen unterschieden sich die Gruppen signifikant ($\chi^2$=11,21; df=2; p<0,01). Gleiches galt für Verwandte weiblicher Indexprobandinnen bzw. −kontrollpersonen mit höherer Signifikanz ($\chi^2$=21,39; df=2; p<0,0001). Im paarweisen Gruppenvergleich hatten Verwandte männlicher Indexprobanden mit zykloiden Psychosen signifikant niedrigere alterskorrigierte Morbiditätsrisiken als Verwandte männlicher Indexprobanden mit manisch-depressiver Erkrankung ($\chi^2$=8,00; df=1; p<0,01), was gleichermaßen bei Verwandten weiblicher Indexprobandinnen dieser beiden Gruppen der Fall war ($\chi^2$=10,47; df=1; p<0,01). Die Morbiditätsrisiken der Verwandten von Kontrollpersonen waren im Vergleich zu Verwandten von manisch-depressiv Erkrankten signifikant geringer sowohl bei Angehörigen männlicher ($\chi^2$=6,28; df=1; p<0,05) als auch weiblicher Indexpersonen ($\chi^2$=13,06; df=1; p<0,001). Trotz unterschied-

licher Stärken blieben alle Signifikanzen auch nach Bonferroni-Korrektur bestehen. Die Einzelvergleiche zwischen zykloiden Psychosen und Kontrollpersonen
erbrachten hingegen weder bei Verwandten männlicher noch bei Verwandten
weiblicher Indexprobanden signifikante Unterschiede zwischen beiden Gruppen.

### 8.8.2 Alterskorrigiertes Morbiditätsrisiko für die Erkrankung an einer affektiven Psychose bei Verwandten ersten Grades

Die graphische Darstellung der Morbiditätsrisiken für eine affektive Psychose findet sich in Abbildung 8. Bei 6 Verwandten zykloid psychotischer Probanden wurde eine affektive Psychose diagnostiziert. Das Morbiditätsrisiko betrug 5,8 %.
Unter Verwandten manisch-depressiver Probanden wurden 35 affektive Psychosen beobachtet, das Morbiditätsrisiko bezifferte sich auf 32,1 %. Bei allen 4 in der
Kontrollgruppe beobachteten Psychosen handelte es sich um affektive Erkrankungen; das Morbiditätsrisiko lag bei 5,7 %.

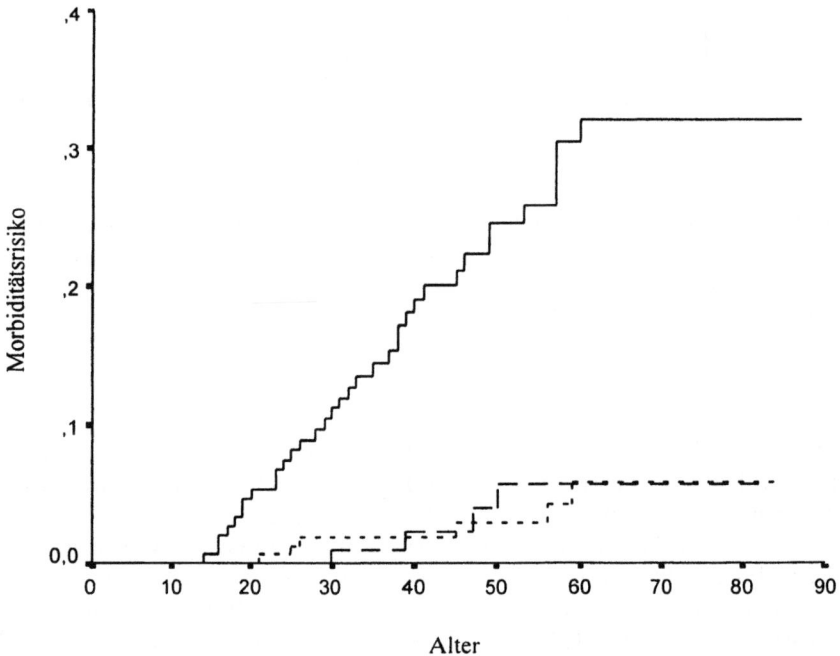

**Abb. 8.** Alterskorrigierte Morbiditätsrisiken für die Erkrankung an einer affektiven Psychose bei erstgradigen Verwandten. *Durchgezogene Linie: Verwandte der manisch-depressiven
Probanden; kurz gestrichelte Linie: Verwandte der zykloid psychotischen Probanden; lang
gestrichelte Linie: Verwandte der Kontrollpersonen*

Die Unterschiede zwischen den Gruppen waren im globalen Vergleich hoch signifikant ($\chi^2$=42,62; df=2; p<0,0001). Im paarweisen Einzelvergleich fand sich zwischen Probanden mit zykloiden Psychosen und Kontrollpersonen keine signifikante Differenz des familiären Morbiditätsrisikos für affektive Psychosen, während Angehörige von zykloid psychotischen Probanden einem auch mit Korrektur des Signifikanzniveaus nach Bonferroni signifikant geringerem Risiko einer Erkrankung an einer affektiven Psychose ausgesetzt waren als Angehörige manisch-depressiver Probanden ($\chi^2$=28,09; df=1; p<0,0001). Angehörige von Kontrollpersonen wiesen gegenüber Angehörigen manisch-depressiv Erkrankter ebenso ein signifikant niedrigeres Morbiditätsrisiko für affektive Psychosen auf ($\chi^2$=19,57; df=1; p<0,0001).

### 8.8.3 Alterskorrigiertes Morbiditätsrisiko für die Erkrankung an einer zykloiden Psychose bei Verwandten ersten Grades

Abbildung 9 gibt das Morbiditätsrisiko für die Erkrankung an einer zykloiden Psychose unter erstgradigen Verwandten der Probanden mit zykloider Psychose und manisch-depressiver Erkrankung wieder. Unter den Angehörigen der Kontrollpersonen war keine Erkrankung an einer zykloiden Psychose aufgetreten. Indexprobanden mit zykloiden Psychosen hatten 5 ebenfalls an einer zykloiden Psychose erkrankte Verwandte. Das alterskorrigierte Morbiditätsrisiko für die Erkrankung an einer homonymen Psychose betrug damit in dieser Gruppe 4,4 %. Bei Verwandten manisch-depressiver Indexprobanden wurde bei zwei Personen die Diagnose einer zykloiden Psychose gestellt. Hier lag ein korrespondierendes Morbiditätsrisiko von 1,3 % vor. Der Logrank-Test zeigte zwischen Probanden mit zykloiden Psychosen und Probanden mit manisch-depressiver Erkrankung keinen signifikanten Unterschied des Risikos für die Erkrankung an einer zykloiden Psychose in der Kernfamilie. Da zykloide Psychosen in den Familien der Kontrollpersonen nicht beobachtet wurden und demgemäß auch keine Morbiditätsrisiken hierfür bestimmt wurden, war die Kontrollgruppe in die statistischen Vergleiche nicht mit einbezogen worden.

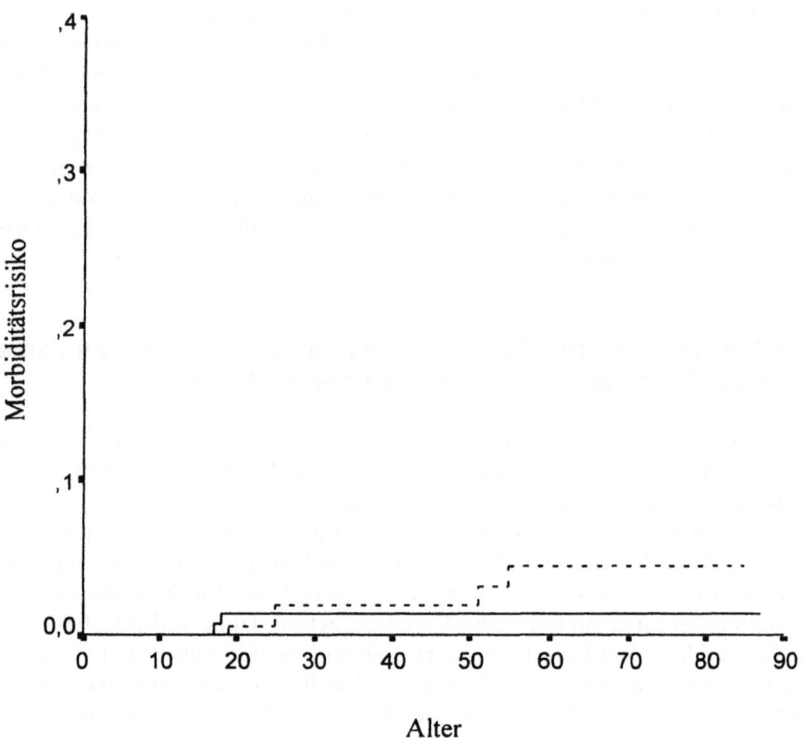

**Abb. 9.** Alterskorrigiertes Morbiditätsrisiko für die Erkrankung an einer zykloiden Psychose. *Durchgezogene Linie: Verwandte der manisch-depressiven Probanden; kurz gestrichelte Linie: Verwandte der zykloid psychotischen Probanden*

### 8.8.4 Alterskorrigiertes Morbiditätsrisiko für die Erkrankung an einer manisch-depressiven Psychose bei Verwandten ersten Grades

Erstgradige Verwandte manisch-depressiver Probanden unterlagen bei 34 erfaßten Erkrankungsfällen einem alterskorrigierten Risiko von 31,4 % für die Erkrankung an einer homonymen Psychose. Unter Verwandten von zykloid-psychotischen Probanden wurde in 5 Fällen eine manisch-depressive Erkrankung diagnostiziert. Das diesbezügliche alterskorrigierte Morbiditätsrisiko betrug 4,5 %. Bei Verwandten von Kontrollpersonen war ein Fall einer manischen-depressiven Erkrankung vorgekommen und hierfür ein alterskorrigiertes Morbiditätsrisiko von 1,9 % ermittelt worden. Der Logrank-Test erbrachte für diese Unterschiede im globalen

Gruppenvergleich eine hohe Signifikanz ($\chi^2$=50,83; df=2; p<0,0001), die sich im paarweisen Einzelvergleich mit einem signifikant geringeren Morbiditätsrisiko in der Gruppe der zykloiden Psychosen im Vergleich zur Gruppe der manisch-depressiven Psychosen ebenso fand ($\chi^2$=28,96; df=1; p<0,0001). Das altersspezifische Morbiditätsrisiko für die Erkrankung an einer manisch-depressiven Psychose war auch unter Angehörigen von Kontrollpersonen hoch signifikant geringer als unter Verwandten der manisch-depressiven Probanden ($\chi^2$=25,56; df=1; p<0,0001). Für die Ergebnisse beider Einzeltests hatte die Signifikanz auch bei Korrektur nach Bonferroni Bestand. Im Gegensatz dazu fand sich kein signifikanter Unterschied hinsichtlich der Risikos der Erkrankung an einer manisch-depressiven Psychose zwischen Verwandten der zykloid psychotischen Probanden und Verwandten von Kontrollpersonen. Die Abbildung 10 illustriert die Morbiditätsrisiken der Verwandten für die Erkrankung an einer manisch-depressiven Psychose.

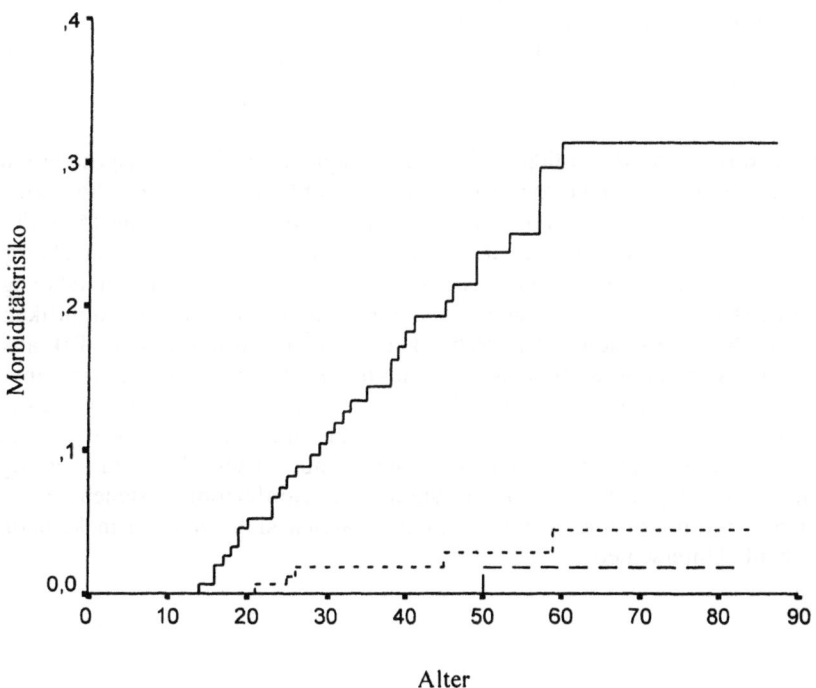

**Abb. 10.** Alterskorrigiertes Morbiditätsrisiko für die Erkrankung an einer manisch-depressiven Psychose. *Durchgezogene Linie: Verwandte der manisch-depressiven Probanden; kurz gestrichelte Linie: Verwandte der zykloid psychotischen Probanden; lang gestrichelte Linie: Verwandte der Kontrollpersonen*

### 8.8.5 Zusammenfassung der Befunde zur familiären Häufung von Psychosen bei Verwandten ersten Grades

Von den insgesamt 172 erwachsenen Verwandten ersten Grades der Probanden mit zykloiden Psychosen waren 12 an endogenen Psychosen erkrankt, was einem alterskorrigierten Morbiditätsrisiko von 10,8 % entsprach. Unter den 153 erwachsenen erstgradigen Verwandten der manisch-depressiven Probanden litten 40 an endogenen Psychosen, woraus sich ein kumulatives Morbiditätsrisiko von 35,2 % errechnete. In der Kontrollgruppe kamen unter den 106 Verwandten 4 Erkrankungen mit endogenen Psychosen vor. Das alterskorrigierte Morbiditätsrisiko belief sich auf 5,7 %. Das Risiko für Verwandte ersten Grades, an einer endogenen Psychose zu erkranken, war im statistischen Vergleich mittels Logrank-Test signifikant geringer bei den Probanden mit zykloiden Psychosen als bei denjenigen mit manisch-depressiver Erkrankung. Außerdem unterschieden sich Probanden mit manisch-depressiver Erkrankung hinsichtlich der familiären Auftretensfrequenz endogener Psychosen hoch signifikant von Kontrollpersonen, bei denen ein niedrigeres Morbiditätsrisiko bestand, während die Gruppe der zykloid psychotisch erkrankten Probanden gegenüber Kontrollpersonen diesbezüglich kein signifikant differierendes Risiko aufwies.

Alterskorrigierte Morbiditätsrisiken für endogene Psychosen insgesamt wurden ferner getrennt nach Generationen und Geschlechtern der Verwandten wie auch getrennt nach Geschlechtern der Indexprobanden bestimmt. Tabelle 15 stellt diese Befunde in einer Übersicht dar. In jedem Fall war im paarweisen Einzelvergleich bei Verwandten der Probanden mit zykloiden Psychosen das alterskorrigierte Morbiditätsrisiko für die Erkrankung an einer endogenen Psychose signifikant geringer als bei Verwandten der Probanden mit manisch-depressiver Erkrankung. Verwandte von manisch-depressiv erkrankten Probanden wiesen auch im Vergleich mit Angehörigen von Kontrollpersonen stets das signifikant höhere Erkrankungsrisiko auf. Alle in diesen a posteriori durchgeführten Gruppenvergleichen gefundenen signifikanten Unterschiede blieben auch nach Korrektur des Signifikanzniveaus entsprechend dem Verfahren von Bonferroni bestehen. Zwischen zykloiden Psychosen und Kontrollpersonen fanden sich dagegen in keinem Fall signifikante Unterschiede.

**Tabelle 15.** Übersicht über alterskorrigierte Morbiditätsrisiken (%) für endogene Psychosen insgesamt bei Verwandten ersten Grades

| Verwandte | Probandengruppe | | | Gruppenvergleich (Logrank-Test) | | | |
|---|---|---|---|---|---|---|---|
| | | | | *Global* | *paarweise Vergleiche* | | |
| | ZP | MD | KO | | ZP/MD | ZP/KO | MD/KO |
| Gesamt | 10,8 | 35,2 | 5,7 | p<0,0001 | ZP<MD (p<0,0001°) | n. s. | MD>KO (p<0,0001°) |
| Eltern | 8,8 | 26,6 | 3,9 | p<0,001 | ZP<MD (p<0,01°) | n. s. | MD>KO (p<0,01°) |
| Geschwister | 10,1 | 50,0 | 5,7 | p<0,0001 | ZP<MD (p<0,001°) | n. s. | MD>KO (p<0,001°) |
| Männliche Verwandte | 4,5 | 30,3 | 2,5 | p<0,0001 | ZP<MD (p<0,001°) | n. s. | MD>KO (p<0,01°) |
| Weibliche Verwandte | 16,6 | 42,8 | 8,8 | p<0,0001 | ZP<MD (p<0,001°) | n. s. | MD>KO (p<0,0001°) |
| Verwandte männlicher Probanden | 7,2 | 31,4 | 6,9 | p<0,01 | ZP<MD (p<0,01°) | n. s. | MD>KO (p<0,05°) |
| Verwandte weiblicher Probanden | 14,3 | 36,8 | 3,9 | p<0,0001 | ZP<MD (p<0,01°) | n. s. | MD>KO (p<0,001°) |

°signifikant auch nach Bonferroni-Korrektur.
Abkürzungen: ZP=zykloide Psychose; MD= manisch-depressive Erkrankung; KO=Kontrollpersonen

Verwandte zykloid-psychotischer Indexprobanden litten in 5 Fällen selbst an einer zykloiden Psychose und unterlagen damit einem Risiko von 4,4 % für eine homonyme Erkrankung. In weiteren 5 Fällen wurde eine manisch-depressive Psychose diagnostiziert, in einem Fall eine monopolare depressive Psychose. Ein Erkrankungsfall konnte aufgrund nicht ausreichender Informationen diagnostisch nicht sicher zugeordnet werden, obgleich am Vorliegen einer phasischen Psychose kein Zweifel bestand. Die große Mehrzahl der erkrankten Verwandten manisch-depressiver Indexprobanden litt an homonymen Psychosen. Das hierfür ermittelte alterskorrigierte Morbiditätsrisiko betrug 31,4 %. Unter Verwandten von Kontrollpersonen wurden ausschließlich affektive Psychosen beobachtet, zykloide oder schizophrene Psychosen fanden sich nicht. Weder in den Familien der manisch-depressiven Probanden noch in den Familien der zykloid psychotischen Probanden gab es eine nennenswerte Disposition für die Erkrankung an schizophrenen Psychosen im Sinne Leonhards. Die einzige unter allen Verwandten überhaupt beobachtete schizophrene Psychose war ein Fall einer systematischen Schizophrenie, der bei einem Bruder einer Probandin mit manisch-depressiver Erkrankung gefunden wurde.

Hinsichtlich des Risikos für die Erkrankung an einer zykloiden Psychose unterschieden sich die Verwandten der manisch-depressiven Probanden und der zykloid psychotischen Probanden nicht signifikant voneinander, während das Risiko sowohl für die Erkrankung an einer affektiven Psychose als auch für die Erkrankung an einer manisch-depressiven Psychose unter Verwandten von Probanden mit zykloiden Psychosen signifikant geringer war als unter Verwandten manisch-depressiver Probanden. Die Morbiditätsrisiken für affektive und für manisch-depressive Psychosen waren bei Verwandten der Kontrollpersonen ebenso signifikant geringer als bei Verwandten von manisch-depressiven Probanden, während zwischen Verwandten zykloid psychotischer Probanden und Kontrollpersonen keine signifikanten Unterschiede bestanden. Die manisch-depressive Erkrankung erwies sich damit im Gegensatz zu den zykloiden Psychosen, die sich von Kontrollpersonen nicht signifikant unterschieden, als Erkrankungsform mit hohem familiärem Risiko. Eine zusammenfassende Übersicht über die bei erstgradigen Verwandten ermittelten alterskorrigierten Morbiditätsrisiken für zykloide Psychosen, affektive Psychosen insgesamt und manisch-depressive Psychosen sowie über die Ergebnisse der jeweiligen statistischen Gruppenvergleiche gibt Tabelle 16.

**Tabelle 16.** Übersicht über alterskorrigierte Morbiditätsrisiken (%) für affektive Psychosen, zykloide Psychosen und manisch-depressive Erkrankung unter Verwandten ersten Grades

| Verwandten-diagnose | Probandengruppe | | | Gruppenvergleich (Logrank-Test) | | | |
| | | | | Global | paarweise Vergleiche | | |
| | ZP | MD | KO | | ZP/MD | ZP/KO | MD/KO |
|---|---|---|---|---|---|---|---|
| Zykloide Psychose | 4,4 | 1,3 | - | - | n. s. | - | - |
| Manisch-depressive Erkrankung | 4,5 | 31,4 | 1,9 | p<0,0001 | ZP<MD (p<0,0001°) | n. s. | MD>KO (p<0,0001°) |
| Affektive Psychose | 5,8 | 32,1 | 5,7 | p<0,0001 | ZP<MD (p<0,0001°) | n. s. | MD>KO (p<0,0001°) |

°signifikant auch nach Bonferroni-Korrektur.
Abkürzungen: ZP=zykloide Psychose; MD= manisch-depressive Erkrankung;
KO=Kontrollpersonen

# 9 Diskussion

In der vorliegenden Studie sollte die Abgrenzbarkeit der Gruppe der zykloiden Psychosen gegenüber der manisch-depressiven Erkrankung und gegenüber einem Kontrollkollektiv aus der Gesamtbevölkerung unter genetisch-epidemiologischen Aspekten untersucht werden. Mittels der systematischen Erhebung von Daten zur familiären Auftretensfrequenz von Psychosen in den verschiedenen Gruppen sollte weiterer Aufschluß über die Nosologie bipolarer phasischer Psychosen und insbesondere über die nosologische Stellung der zykloiden Psychosen erlangt werden. Ferner sollten zusätzliche Informationen über die ätiologische Relevanz familiärer Faktoren in der Ätiologie zykloider Psychosen gewonnen werden. In die Studie eingeschlossen waren 45 Probanden mit zykloiden Psychosen, 32 Probanden mit manisch-depressiver Erkrankung und 27 Kontrollpersonen. Die Familienbefunde basieren auf der Evaluation von insgesamt 431 mindestens 18 Jahre alten Verwandten ersten Grades, von denen 353 persönlich psychiatrisch untersucht wurden. Über die 78 nicht persönlich untersuchbaren Verwandten wurden Informationen fremdanamnestisch sowie über Krankengeschichtsdaten erhoben.

## 9.1 Methodik der Untersuchung

### 9.1.1 Aufbau der Studie

Im Gegensatz zum Vorgehen praktisch aller neueren Familienstudien erfolgte in der vorliegenden Studie die Klassifikation der Probanden wie auch der Angehörigen auf der Basis einer detaillierten psychiatrischen Untersuchung in Form einer persönlichen Exploration durch einen erfahrenen Psychiater. Im Dienste einer semistrukturierten Standardisierung des Untersuchungsablaufs, der Informationsgewinnung und der Dokumentation wurde eine Checkliste mitgeführt, die sicherstellte, daß über jede untersuchte Person in vergleichbarer Weise Informationen erhoben und festgehalten wurden. In der durch dieses Vorgehen realisierbaren, möglichst validen diagnostischen Klassifikation der Krankheitsbilder sehen wir trotz des hohen organisatorischen Aufwandes eine wesentliche Vorbedingung zur Gewinnung aussagekräftiger Ergebnisse in der klinischen Forschung und Ätiologieforschung.

Nicht nur die Qualität der gewonnenen Information bei Einsatz klinisch unerfahrener Interviewer ist bislang unzureichend untersucht (Frances 1998; Regier

1998), sondern die Verläßlichkeit der zur Verfügung stehenden standardisierten und auch von Laien anwendbaren Erhebungsinstrumente überhaupt ist kritisch zu hinterfragen (Dohrenwend 1995). Angesichts der von uns angestrebten möglichst präzisen Diagnostik der Phänotypen schied daher die in aktuellen Familienuntersuchungen fast ausnahmslos praktizierte Vorgehensweise einer strukturierten Befragung Angehöriger durch trainierte Laieninterviewer aufgrund der zweifelhaften Validität der Datenerhebung von vorneherein aus. Die letztere Vorgehensweise unter Einsatz vollständig strukturierter Interviews weist zwar zweifellos eine hohe Reliabilität auf und wäre auch im Sinne einer Maximierung der Verblindung vorteilhaft; diese methodische Stärke wird aber durch die Problematik der Validität der Datenerhebung mit einem unserer Meinung nach inakzeptablen Preis erkauft. Nach wie vor existiert in unserer Auffassung kein einer gründlichen psychiatrischen Untersuchung durch einen erfahrenen Arzt in der Validität vergleichbares Vorgehen der Datenerhebung.

Die Anwendung der Klassifikation nach Leonhard ermöglicht eine sehr differenzierte Diagnostik der Phänotypen, die hier charakteristische klinische Bilder im Sinne fest umschriebener Symptomkonstellationen darstellen, welche im Zuge einer sachkundigen Anamnese und Exploration sicher aufgewiesen werden müssen. Dies machte es ohnehin unumgänglich, alle Probanden und auch alle kooperativen Verwandten ersten Grades durch in der Anwendung dieser Diagnostik geübte Psychiater untersuchen zu lassen. Auf die nur so realisierbare maximale Sicherheit der diagnostischen Zuordnung wurde großer Wert gelegt. Dieser methodische Vorteil bedingte auf der anderen Seite jedoch angesichts beschränkter personeller Ressourcen an Untersuchern einerseits und angesichts eines häufigen Zurückschreckens der Verwandten vor einer persönlichen Untersuchung durch einen Psychiater andererseits einige Schwierigkeiten bei der Rekrutierung einer ausreichenden Zahl kooperativer Probanden- und Kontrollfamilien. Damit eine hinreichende Zahl von Probanden mit gesicherten Diagnosen sowie kooperativen und erreichbaren Verwandten in die Studie eingeschlossen werden konnte, wurden auch retrospektiv Krankengeschichten aus dem Archiv der Psychiatrischen Universitätsklinik Würzburg seit 1994 durchgesehen und Patienten rekrutiert, bei denen die Krankengeschichtsdiagnose einer zykloiden Psychose oder einer manisch-depressiven Erkrankung in einer katamnestischen Untersuchung zweifelsfrei gesichert werden konnte. Von den zwischen 1997 und 1999 stationär aufgenommenen Patienten mit zykloiden Psychosen und manisch-depressiver Erkrankung konnten ebenso nur diejenigen eingeschlossen werden, die zur Teilnahme bereit waren, mindestens einen kooperativen Verwandten hatten und bei denen sich die Diagnose in einer eigens durchgeführten Untersuchung zweifelsfrei bestätigen ließ. Eine solche Untersuchung wurde bei jedem rekrutierten Probanden vorgenommen, so daß in keinem Fall Probandendiagnosen retrospektiv anhand bloßer Krankengeschichtsdurchsicht gestellt wurden.

Die Rate der persönlich explorierten Verwandten war in unserer Studie mit
92 % aller lebenden erwachsenen Verwandten ersten Grades im Vergleich zu anderen Studien (Kendler et al. 1993; Maier et al. 1993) recht hoch. Insgesamt zeigte
sich, daß bei kooperativen Probanden und Kontrollpersonen, bei denen sich mindestens ein Angehöriger zur Mitwirkung bereit erklärt hatte, zumeist auch alle anderen erreichbaren Verwandten ersten Grades zu einer persönlichen Untersuchung
motiviert werden konnten. Die Befunde hinsichtlich der alterskorrigierten Morbiditätsrisiken für endogene Psychosen unterschieden sich im wesentlichen nicht,
wenn anstelle aller Verwandten ersten Grades nur die persönlich untersuchten
Verwandten in die Analyse einbezogen wurden. Die Morbiditätsrisiken wurden in
den Probandengruppen dann erwartungsgemäß etwas geringer, in der Kontrollgruppe dagegen sogar etwas höher, da dort alle erkrankten Verwandten zu einer
persönlichen Untersuchung bereit waren. Im Hinblick auf die Gruppenunterschiede im statistischen Vergleich ergaben sich jedoch keine wesentlichen Änderungen
der Befunde, so daß alle weiteren Analysen nicht mehr gesondert für persönlich
explorierte Verwandte durchgeführt wurden, sondern stets alle Verwandten ersten
Grades berücksichtigt wurden.

Obgleich im Aufbau der Untersuchung großer Wert darauf gelegt wurde, daß
der Untersucher der Verwandten keinerlei Kenntnis darüber hatte, ob es sich um
Angehörige eines Probanden oder einer Kontrollperson handelte und umgekehrt
der Untersucher der Indexprobanden bzw. Kontrollpersonen keine Kenntnis über
die Familienanamnese der betreffenden Person hatte, läßt sich in einer Familienuntersuchung vollständige Verblindung der jeweiligen Untersucher zu jedem Zeitpunkt erfahrungsgemäß praktisch kaum realisieren. Mitunter können Angehörige
für den Untersucher bekannt sein oder sich aus Äußerungen eines Verwandten
während der Exploration doch indirekt Rückschlüsse auf den Status eines Probanden ergeben, obgleich alle Verwandten angehalten waren, über den Indexprobanden bzw. die Kontrollperson nichts mitzuteilen. Diese Problematik ergibt sich jedoch in allen Familienstudien, liegt in der Natur derartiger Untersuchungen und ist
durch keine bekannte Maßnahme ganz auszuschalten. Sie bedingt daher in allen
derartigen Studien ähnliche methodische Einschränkungen und beeinträchtigt die
Vergleichbarkeit der Ergebnisse nicht. Die in unserer Studie praktizierte Untersuchung aller Verwandten durch einen erfahrenen Psychiater ist dieser Problematik
allein aufgrund der Sachkenntnis des Untersuchers sicherlich in etwas höherem
Maße ausgesetzt, als es bei einer Befragung der Verwandten durch verschiedene
trainierte Laieninterviewer der Fall wäre. Die bereits angesprochene, durch unsere
Verfahren erreichbare höhere Validität der Datenerhebung wiegt diesen Nachteil
jedoch in unserer Meinung bei weitem auf.

Bei der Rekrutierung der Indexprobanden bedienten wir uns der „Sample-of-
convenience"-Methode (Ritsner et al. 1991). Mehrfacheinschlüsse von Personen
innerhalb einer Familie als Probanden kamen hierbei nicht vor. Kein Proband war
gleichzeitig als Angehöriger in die Studie eingegangen, sondern jeder Proband

repräsentierte nur eine Familie. Die „Sample-of-convenience"-Methodik stellte
mangels einer zentralen Registrierung von Erkrankungsfällen trotz bekannter
Nachteile gegenüber registerbasierten epidemiologischen Erhebungen das einzig
zweckmäßige Rekrutierungsverfahren dar. Der wesentliche Nachteil liegt hierbei
in einer eingeschränkten Repräsentativität der untersuchten Stichprobe, da eine
solche Rekrutierungsweise eine Beschränkung auf stationär behandelte Indexprobanden bedingt, die aufgrund möglicherweise schwerwiegenderer Krankheitsaus-
prägung gegenüber ambulanten Patienten zu einer Überrepräsentation von Fällen
mit hoher familiärer Morbiditätsrate führen könnte. Hiervon wären jedoch beide
Probandengruppen unserer Studie betroffen, so daß sich keine problematischen
Auswirkungen auf den Vergleich zwischen den Gruppen ergeben würden. Allenfalls könnten die zykloiden Psychosen, die hinsichtlich ihrer Symptomatik die
„schwerwiegenderen" Erkrankungen darstellen und häufiger eine „psychotische"
Symptomatik zeigen, im Vergleich zu den manisch-depressiven Erkrankungen in
einem Kollektiv stationärer Patienten eher überrepräsentiert sein, was bei unseren
Ergebnissen eines geringeren familiären Erkrankungsrisikos bei zykloiden Psychosen zu einer eher zu konservativen Einschätzung der Unterschiede führen würde.


Die Bestimmung des Ersterkrankungsalters als eines wesentlichen Datums bei
Familienstudien unterliegt im Falle psychiatrischer Erkrankungen stets Schwierigkeiten. Wir entschieden uns hierbei für ein eher konservatives Vorgehen, indem
wir den Zeitpunkt des Beginns einer Behandlung, sei es ambulant oder stationär,
als Parameter für den Erkrankungsbeginn wählten. Wir gingen davon aus, daß bei
unserem Vorgehen einer persönlichen Untersuchung möglichst aller lebenden
Verwandten üblicherweise zuverlässige Angaben zu Behandlungen aufgrund psychischer Beschwerden zu erhalten sind. Dies ließ sich auch bestätigen, indem zusätzlich objektive Unterlagen über diese Behandlungen, wie Krankengeschichten
oder Arztberichte, eingesehen wurden, was in allen Fällen stationärer und in den
meisten Fällen ambulanter Behandlungen möglich war. Bei nicht persönlich untersuchten Angehörigen wurde zur Bestimmung des Erkrankungsbeginns stets auf
objektive Unterlagen über Behandlungen zurückgegriffen. Personen wurden nur
dann als erkrankt gewertet, wenn auch eine Behandlung stattgefunden hatte. Da
wir uns hierbei nicht auf stationäre Behandlungen beschränkten und auch durch
die Hausärzte vorgenommene ambulante Behandlungen wegen psychiatrischer
Beschwerden einbezogen, dürfte in den meisten Fällen keine wesentliche Lücke
zwischen Erkrankungsbeginn und erster Behandlung liegen. Bei psychiatrischen
Erkrankungen mit besonders schwer zu definierendem Beginn, wie etwa larvierten
Depressionen, muß naturgemäß eher die Möglichkeit eines Auseinanderfallens
von Erkrankungsbeginn und Behandlungsbeginn angenommen werden, als es bei
den meist akut auftretenden zykloiden Psychosen oder auch manischen Episoden
der Fall ist.

Ein oft beschriebenes Problem bei der Rekrutierung einer unselektierten oder, wie in unserer Untersuchung, nur teilweise selektierten Kontrollgruppe ist die Überrepräsentation von Personen mit psychischen Auffälligkeiten in der Kontrollgruppe gegenüber der Gesamtbevölkerung (Gibbons et al. 1990; Thaker et al. 1990; Risch et al. 1991; Shtasel et al. 1991). Dies ließ sich in unserer Studie vor allem im Hinblick auf die Rate endogener Psychosen nicht generell bestätigen. So kam in unserer Kontrollgruppe kein einziger Fall einer schizophrenen Psychose vor und auch zykloide Psychosen fanden sich nicht, wobei jedoch zu bedenken ist, daß die Kontrollgruppe zahlenmäßig relativ klein war und epidemiologische Daten zur Populationsprävalenz nach Leonhard klassifizierter endogener Psychosen bislang leider nicht existieren. Hinsichtlich nicht-psychotischer psychischer Störungen fand sich in unserer Studie kein signifikanter Unterschied des Anteils an Probanden mit einer positiven Familienanamnese für solche Störungen zwischen der Kontrollgruppe und den beiden Probandengruppen, wobei die Kontrollgruppe hier sogar die höchsten Prävalenzraten aufwies. Dies deutet auf eine Überrepräsentation solcher Störungen in der Kontrollgruppe gegenüber der Gesamtpopulation hin. Eine hinsichtlich aller psychischen Störungen selektierte Kontrollgruppe wäre aber für die Gesamtpopulation in jedem Fall nicht repräsentativ und würde Unterschiede prinzipiell eher überzeichnen. Für unsere Zwecke war es im Sinne einer konservativen Vorgehensweise besser, das Risiko einer Abschwächung als das einer Überzeichnung von Unterschieden einzugehen, da die Aussagekraft der Ergebnisse hierdurch nicht nennenswert in Frage gestellt wird.

### 9.1.2 Statistische Auswertung der Familienbefunde

Die von uns angewandte Ermittlung alterskorrigierter Morbiditätsrisiken mittels der Überlebenszeitanalyse nach Kaplan Meier entspricht der aktuell als Standard akzeptierten Methodik und wurde in nahezu allen neueren Familienstudien verwendet. Die Hauptproblematik für die Auswertung liegt hier in der fehlenden Unabhängigkeit der Beobachtungen bei Mitgliedern einer Familie, insbesondere bei Geschwistern. Dies kann zur Berechnung von zu hohen Morbiditätsrisiken für Geschwister führen, jedoch existiert bislang keine einheitliche Lösungsstrategie für dieses Problem. Wir haben daher einerseits analog der Vorgehensweise in der Mehrzahl der Familienstudien (Kendler et al. 1993a; Maier et al. 1993) das entsprechende altersspezifische Morbiditätsrisiko ungeachtet dieser Problematik unter Berücksichtigung aller Geschwister ermittelt, andererseits aber auch als konservativere Methode eine gesonderte Berechnung des Morbiditätsrisikos für Geschwister auf der Basis jeweils eines zufällig ausgewählten Geschwisters pro Geschwisterschaft durchgeführt, wie in der Familienstudie von Beckmann u. Mitarbeitern (1996) vorgeschlagen. Alterskorrigierte Morbiditätsrisiken für das Risiko der Erkrankung an einer endogenen Psychose wurden gesondert berechnet für Eltern und Geschwister und darüber hinaus auch gesondert nach Geschlecht des Indexprobanden bzw. der Indexkontrollperson und nach Geschlecht der Verwandten.

Der statistische Vergleich der Morbiditätsrisiken zwischen den Gruppen erfolgte mittels des Logrank-Tests. Da nach Geschlecht der Indexfälle und Geschlecht der Verwandten stratifizierte Berechnungen der Morbiditätsrisiken erfolgten und sich zwischen den Gruppen keine signifikanten Unterschiede
hinsichtlich weiterer möglicher Kovariaten wie Alter, Ersterkrankungsalter und
Anzahl der Erkrankungsphasen der Indexprobanden sowie Alter der Verwandten
zum Untersuchungszeitpunkt und Anteil persönlich untersuchter Verwandter ge-
zeigt hatten, wurde auf die Durchführung einer multiplen Regression nach dem
„Cox-Proportional-Hazard"-Modell (Cox 1972) verzichtet.

### 9.1.3 Interpretation der Familienbefunde

Familienbefunde lassen zunächst einmal für sich betrachtet keine beweisende
Aussage darüber zu, ob die Ursache beobachteter familiärer Aggregationen tatsächlich genetischer Natur ist, machen dies aber doch sehr wahrscheinlich (Khoury et al. 1988). Ferner haben Ergebnisse anderer genetisch-epidemiologischer Studien, die sich der Zwillings- oder der Adoptionsmethodik bedienen, bekräftigt,
daß es tatsächlich genetische Faktoren sind, die für die familiäre Aggregation von
endogenen Psychosen verantwortlich sind und somit eine wesentliche Rolle in der
Entstehung dieser Erkrankungen spielen. Im Gegensatz dazu konnten trotz einer
Fülle von Hypothesen und Untersuchungen bislang keine nicht-genetischen, aber
innerhalb von Familien sich auswirkenden Faktoren beispielsweise psychosozialer
Art, in ihrer Wirksamkeit bei der Entstehung von Psychosen empirisch wirklich
hinreichend belegt werden. Die Annahme eines Einflusses genetischer Faktoren
auf die familiäre Aggregation unterliegt somit beim gegenwärtigen Stand der Er-
kenntnis keinem vernünftig begründbaren Zweifel. Für die Klärung der nosologischen Stellung und die externe Validierung einer Diagnose sind Familienbefunde
bei Fehlen gesicherter Kenntnisse zur Ätiologie einer Erkrankung, wie es bei den
endogenen Psychosen bis heute der Fall ist, ohnehin nach wie vor von wesentlicher Bedeutung.

## 9.2 Reliabilität der Diagnostik

Die Reliabilität der Diagnostik nach Leonhard wurde an einer Subgruppe von 30
zufällig ausgewählten erkrankten Verwandten überprüft. Dabei zeigte sich ein hoher Grad der Übereinstimmung zwischen zwei unabhängig voneinander arbeiten-
den Diagnostikern, die einen Cohen`s Kappa-Koeffizienten von 0,878 erreichten.
Dies korrespondiert mit Befunden früherer Untersuchungen (Franzek u. Beckmann 1992b; Pfuhlmann et al. 1997), die eine hohe Reliabilität der Klassifikation
nach Leonhard bei entsprechender Einarbeitung der Untersucher und sorgfältiger
Exploration der Probanden ergeben hatten.

## 9.3 Alter, Geschlechtsverteilung und Anzahl der Erkrankungsphasen der Indexprobanden

Hinsichtlich des durchschnittlichen Alters bei Studieneinschluß unterschieden sich die Probandengruppen und Kontrollpersonen nicht signifikant voneinander. Das mittlere Ersterkrankungsalter betrug bei den zykloid psychotischen Probanden 27,0 ± 7,85 Jahre und unterschied sich ebenfalls nicht signifikant vom im Mittel 28,4 ± 8,25 Jahre betragenden Ersterkrankungsalter der manisch-depressiven Probanden. Das von uns gefundene Ersterkrankungsalter bei zykloiden Psychosen stimmt gut mit den Befunden Leonhards (1995) zum Ersterkrankungsalter der Verwirrtheits- und Motilitätspsychose überein, während er für Angst-Glücks-Psychosen ein höheres durchschnittliches Ersterkrankungsalter von 35,5 Jahren gefunden hatte. Bei der Angst-Glücks-Psychose ist nach Leonhards Beobachtungen jedoch die Spannweite des Ersterkrankungsalters insgesamt deutlich größer als bei den beiden anderen Formen, so daß unser Befund in Anbetracht der relativ geringen Anzahl von Probanden nicht ungewöhnlich ist. Das mittlere Ersterkrankungsalter bei manisch-depressiven Psychosen liegt in unserem Kollektiv mit 28,4 Jahren an der oberen Grenze der in der Literatur beschriebenen Angaben (Goodwin u. Jamison 1990; Tohen u. Goodwin 1995; Marneros 1999). Hier sind zweifellos die unterschiedlichen Konzeptionen dieser diagnostischen Kategorie in Rechnung zu stellen, indem in unserem Kollektiv einige Probanden, die nach üblichen Kriterien als unipolar depressiv zu diagnostizieren wären, bei Vorliegen der von Leonhard beschriebenen Kriterien für eine zugrundeliegende Bipolarität als manisch-depressiv erkrankt klassifiziert wurden. Leonhard selbst hatte für die manisch-depressive Erkrankung ein gegenüber unseren Befunden noch höheres Ersterkrankungsalter von durchschnittlich 35,8 Jahren beschrieben und hatte auch besonders auf die große Spannweite des Beginns bei dieser Erkrankung hingewiesen. Ob dieser Unterschied auf einen oft diskutierten, aber letztlich nicht erwiesenen Kohorteneffekt im Sinne einer generationenabhängigen Vorverlagerung des Ersterkrankungsalters zurückzuführen ist oder lediglich eine aufgrund besserer psychiatrischer Versorgungsstrukturen resultierende frühere Erfassung und Behandlung dieser Erkrankungen widerspiegelt, läßt sich anhand unserer Befunde nicht entscheiden. Die Zahl der Erkrankungsphasen war mit 3,5 ± 2,55 bei zykloiden Psychosen und 4,1 ± 2,67 bei manisch-depressiv Erkrankten ebenfalls nicht signifikant verschieden, so daß beide Indexprobandengruppen hinsichtlich der wichtigsten Verlaufsparameter gut vergleichbar waren.

Hingegen bestanden zwischen den Gruppen Unterschiede in der Verteilung der Geschlechter. Während bei den Kontrollpersonen und den zykloid psychotischen Probanden ein geringfügiges Überwiegen des männlichen Geschlechts festzustellen war, fanden sich bei den manisch-depressiven Probanden wesentlich mehr Frauen als Männer. Dies entspricht den Beobachtungen Leonhards (1995), der ebenfalls ein deutliches Überwiegen des weiblichen Geschlechts bei der manisch-depressiven Erkrankung beschrieben hatte und bekräftigt angesichts der durch unterschiedliche Untersucher an unterschiedlichen Kollektiven erhobenen Befunde die Validität der diagnostischen Kriterien. Im Gegensatz dazu wird bei den nach heute üblichen operationalisierten Kriterien diagnostizierten bipolaren affektiven Störungen meistens eine Gleichverteilung der Geschlechter angenommen (Tohen u. Goodwin 1995; Hendrick et al. 2000) und nur bei unipolaren Depressionen eine Dominanz des weiblichen Geschlechtes gesehen. Diese zumeist auf der Basis epidemiologischer Erhebungen in umschriebenen Regionen der USA gewonnenen Annahmen müssen aber nach den Ergebnissen einer aktuellen groß angelegten Untersuchung zur Lebenszeitprävalenz psychiatrischer Erkrankungen in der Allgemeinbevölkerung in Deutschland (Meyer et al. 2000) relativiert werden. In dieser Studie wurde bei bipolarer affektiver Erkrankung ein deutliches Dominieren des weiblichen Geschlechtes mit einem Verhältnis von fast 3:1 gefunden, was mit unseren Befunden gut übereinstimmt. Da es keinen ersichtlichen Grund für nationalitätenbedingte Unterschiede der Geschlechterverteilung gibt, weisen die deutlichen Divergenzen bei vergleichbarer Methodik nochmals auf die Problematik der Validität der verwendeten „atheoretischen" Diagnosekriterien hin. Wie schon beim Ersterkrankungsalter ist auch für die Geschlechtsverteilung die Tatsache bedeutsam, daß nach den üblicherweise angewandten Diagnosesystemen keine Kriterien existieren, die unipolar depressiv Erkrankte anhand des Querschnittsbildes als zur manisch-depressiven Erkrankung gehörig einordnen können, so daß mindestens der Teil dieser Patienten, die im weiteren Verlauf eine manische Phase entwickeln, obligat falsch klassifiziert wird.

Für die zykloiden Psychosen berichtet die Mehrzahl der Autoren (Perris 1974; Cutting 1978; Lindvall 1986) ein Überwiegen des weiblichen Geschlechtes, ohne dabei jedoch nach den strikten Kriterien Leonhards diagnostiziert zu haben. Leonhard selbst fand ein Überwiegen der Frauen vor allem bei der Motilitätspsychose, während bei der Angst-Glücks-Psychose ein weitgehend ausgeglichenes Geschlechterverhältnis bestand und bei der Verwirrtheitspsychose nur im vor 1968 untersuchten Kollektiv Frauen überwogen, was sich bei den nach 1968 untersuchten Patienten umkehrte. Das leichte Überwiegen der Männer unter unseren zykloid psychotischen Patienten ist angesichts des geringen Anteils an Motilitätspsychosen in unserem Kollektiv also durchaus mit Leonhards Beobachtungen vereinbar.

## 9.4 Altersstruktur und Geschlechtsverteilung der Verwandten

Zwischen den Verwandten ersten Grades der Indexprobanden mit zykloiden Psychosen und manisch-depressiver Erkrankung sowie den Verwandten der Kontrollpersonen bestanden keine signifikanten Unterschiede im Hinblick auf das durchschnittliche Lebensalter zum Zeitpunkt des Einschlusses in die Studie. Auch die

Verteilung der Geschlechter bei den Verwandten differierte zwischen den Gruppen nicht signifikant. Die Kernfamilien der Indexprobanden und Kontrollpersonen waren somit hinsichtlich basaler demographischer Parameter vergleichbar zusammengesetzt.

## 9.5 Sozialstatus der Indexprobanden und Eltern, Größe der Geschwisterschaften, Reproduktionsraten

Eine unterschiedliche Größe von Familien, was in unserem Zusammenhang wegen der geringen Anzahl erwachsener Kinder vor allem eine unterschiedliche Größe der Geschwisterschaften bedeutet, könnte zu Fehleinschätzungen beim Vergleich von Morbiditätsraten führen (Kendler u. Eaton 1988). Diese Problematik betrifft alle Untersuchungen, die bei der Rekrutierung von Probanden nicht populationsbasiert vorgehen können, was aus praktischen Gründen in nahezu allen Familienstudien der Fall ist. Sie beeinträchtigt daher die Vergleichbarkeit der Ergebnisse nicht, ist aber bei der Einschätzung der tatsächlichen Prävalenzraten von Erkrankungen mit verminderter Fertilität zu bedenken. In unserem Kollektiv waren zwar Probanden mit zykloiden Psychosen tendenziell häufiger Einzelkinder als Probanden mit manisch-depressiver Erkrankung, jedoch fand sich insgesamt kein signifikanter Unterschied in der Größe der Geschwisterschaften zwischen den drei Gruppen. Zykloid psychotische Probanden hatten signifikant weniger Nachkommen als Kontrollpersonen, von denen sich manisch-depressive Probanden diesbezüglich nicht signifikant unterschieden. Zwischen zykloid psychotischen und manisch-depressiven Probanden erreichte der Unterschied in der Anzahl der Kinder zwar keine Signifikanz, jedoch muß bei den zykloiden Psychosen in Anbetracht der vergleichbaren Altersstruktur von der geringsten Fertilität ausgegangen werden. Da die Anzahl in die Untersuchung eingehender erwachsener Nachkommen in unserer Studie jedoch aufgrund der gewählten Einschlußkriterien insgesamt gering war, sind unsere Familienbefunde hiervon nicht wesentlich beeinflußt.

Mit der geringeren Fertilität der zykloid psychotischen Probanden korrespondiert, daß diese am seltensten in einer festen Partnerbeziehung lebten und sich hierin signifikant von manisch-depressiven Probanden und Kontrollpersonen unterschieden. Perris hatte bei seinen Patienten mit zykloiden Psychosen ebenfalls eine höhere Rate nicht verheirateter Personen gefunden als bei manisch-depressiv Erkrankten (Perris 1974). Jönsson (1991) beschrieb bei zykloiden Psychosen eine gegenüber der Gesamtbevölkerung im heiratsfähigen Alter verminderte Rate verheirateter Individuen 5 Jahre nach Indexaufnahme, die zum Zeitpunkt der Indexaufnahme noch nicht bestanden hatte und sich weitere 5 Jahre später wieder ausgeglichen hatte. Die Fertilität hatte sich nicht von der aus dem Bevölkerungsdurchschnitt zu erwartenden unterschieden. Diese Ergebnisse beziehen sich jedoch auf eine kleine Anzahl von 34 Patienten in einer umschriebenen

Region Schwedens und können daher nicht ohne weiteres generalisiert werden. Insgesamt kann angenommen werden, daß die bei zykloiden Psychosen in ihrem Bild gravierendere und bei Nichtanwendung dieser diagnostischen Kategorie vielfach als schizophreniform angesehene Symptomatik vermutlich ein höheres Maß an sozialer Stigmatisierung nach sich zieht, als dies bei der manisch-depressiven Erkrankung der Fall ist. Hierdurch wäre der trotz einer in verschiedenen Untersuchungen bestätigten günstigen Prognose (Beckmann et al. 1990; Beckmann u. Franzek 2000) und dem Fehlen eines Residuums bestehende schlechtere Status der zykloid psychotischen Probanden hinsichtlich Aufrechterhaltung einer Partnerschaft erklärbar.

Der Anteil arbeitsloser Personen differierte nicht wesentlich zwischen den beiden Indexprobandengruppen, war jedoch in diesen beiden Gruppen signifikant höher als bei den Kontrollpersonen, während sich hinsichtlich des Ausbildungsstandes keine signifikanten Unterschiede zwischen den Gruppen gefunden hatten. Es ist naheliegend, zu vermuten, daß das Durchlaufen einer psychischen Erkrankung, auch wenn diese phasisch-remittierend ist, nicht ohne Auswirkungen auf die berufliche Situation bleibt. Andererseits könnte sich aber auch der berufliche Status auf die Bereitschaft zur freiwilligen Teilnahme als Kontrollperson an einer Untersuchung auswirken, indem bei Fehlen finanzieller Anreize Arbeitslose in einer solchen Kontrollgruppe gegenüber der Gesamtbevölkerung eher unterrepräsentiert sind.

Indexprobanden beider Gruppen und Kontrollpersonen waren vergleichbar hinsichtlich des Sozialstatus der Eltern. Es fanden sich weder signifikante Unterschiede des Anteils von Eltern mit abgeschlossenem Studium bzw. abgeschlossener Berufsausbildung noch signifikante Unterschiede des Anteils arbeitsloser Personen. Die Eltern der Indexpersonen differierten ebenso nicht signifikant im Hinblick auf die prozentuale Rate geschiedener oder getrennt lebender Elternteile.

## 9.6 Familienbefunde in der Kontrollgruppe

Aufgrund der geringen Anzahl von Kontrollpersonen ist bei der Interpretetation der in dieser Gruppe erhobenen Befunde Zurückhaltung angebracht. Unter den unselektiert rekrutierten Indexkontrollpersonen befand sich kein Fall einer Psychoseerkrankung, in zwei Fällen lag eine reaktive Depression vor, ansonsten fanden sich keine relevanten psychischen Auffälligkeiten. Bei den 106 erstgradigen Verwandten der Kontrollpersonen wurden 4 Fälle endogener Psychosen beobachtet, die 4 verschiedenen Familien angehörten und alle an affektiven Psychosen litten. Es handelte sich um eine bipolare und drei monopolare affektive Erkrankungen. Schizophrene oder zykloide Psychosen wurden nicht beobachtet. Das kumulierte alterskorrigierte Morbiditätsrisiko für die Erkrankung an einer endogenen Psychose betrug für die Verwandten der Kontrollpersonen 5,7 % und war damit hoch signifikant geringer als das familiäre Morbiditätsrisiko für endogene Psychosen bei den manisch-depressiven Patienten, jedoch nicht signifikant verschieden von demjenigen bei zykloiden Psychosen.

Das ausschließliche Vorkommen affektiver Psychosen bei völligem Fehlen zykloider und schizophrener Erkrankungen in den Familien unserer Kontrollpersonen kann sicherlich nicht uneingeschränkt als repräsentativ für die epidemiologischen Verhältnisse in der Gesamtbevölkerung gelten, die für die diagnostischen Kategorien Leonhards bislang leider nicht ausreichend untersucht sind. Affektive Erkrankungen haben zwar nach allen vorliegenden epidemiologischen Daten in der Gesamtbevölkerung eine höhere Prävalenz als Erkrankungen des schizophrenen Formenkreises, darüber hinaus müssen jedoch bei der Einschätzung ihrer Prävalenz auch Befunde aus der Literatur zur Methodik epidemiologischer Erhebungen bedacht werden. Demnach sind in klinisch-psychiatrischen Studien Personen mit affektiven Erkrankungen gegenüber solchen mit anderen psychischen Erkrankungen eher bereit, eine persönliche Untersuchung zu gestatten (Davies et al. 1997). Dies läßt annehmen, daß Familien mit affektiv erkrankten Angehörigen generell eher an einer Familienstudie wie der unsrigen mitzuwirken bereit sind als andere und sich damit Angehörige einer solchen Familie auch leichter als Kontrollpersonen rekrutieren lassen. Hieraus resultiert eine Tendenz zur Überrepräsentation affektiver Erkrankungen in allen Untersuchungen, die auf die Kooperativität zufällig ausgewählter und um ihre Mitwirkung gebetener Kontrollpersonen angewiesen sind. Die sich daran anknüpfende Frage nach der Repräsentativität der Kontrollgruppen für die Gesamtbevölkerung (Thaker et al. 1990; Risch et al. 1991; Shtasel et al. 1991) wurde bereits bei der Diskussion der Methodik angesprochen und stellt kein speziell unsere Studie betreffendes Problem dar, sondern betrifft alle psychiatrischen epidemiologischen Untersuchungen in ähnlicher Weise. Bei der Interpretation der Gruppenunterschiede zwischen Kontrollpersonen und Indexprobanden ist dies gleichwohl stets zu bedenken. In diesem Zusammenhang dürfte auch der auffallende Befund zu sehen sein, daß die rohe Prävalenzrate für nicht-psychotische psychische Störungen in den Familien der Kontrollgruppe sogar höher lag als in den beiden Probandengruppen. Möglicherweise sind solche Störungen in unserer Kontrollgruppe im Vergleich zur Gesamtpopulationsprävalenz überrepräsentiert, weil Personen mit leichteren psychischen Beschwerden aufgrund eines Informationsbedürfnisses eher bereit sind, an einer derartigen Studie mitzuwirken. Allerdings gibt es kaum zuverlässige und mit einer der unseren vergleichbaren Methodik erhobene epidemiologische Daten über die Häufigkeit nicht-psychotischer psychischer Störungen in der Gesamtbevölkerung, so daß hier keine gut begründeten Aussagen getroffen werden können.

## 9.7 Familienbefunde bei manisch-depressiver Erkrankung

Unter Verwandten ersten Grades von Probanden mit manisch-depressiver Erkrankung fand sich ein hoch signifikant höheres Morbiditätsrisiko für endogene Psychosen als bei Verwandten von zykloid psychotischen Patienten oder Kontrollpersonen. Das kumulative alterskorrigierte Morbiditätsrisiko für endogen psychotische Erkrankungen insgesamt belief sich auf 35,2 %. Eltern wiesen hierbei ein Erkrankungsrisiko von 26,6 % auf, für Geschwister fand sich je nach Vorgehensweise bei der Ermittlung ein außergewöhnlich hohes Risiko von 50,0 % bei Berücksichtigung aller Geschwister bzw. 43,0 % bezogen auf ein zufallsausgewähltes Geschwister je Geschwisterschaft. Trotz der bislang letztlich nicht gelösten Problematik der rechnerischen Ermittlung des korrekten Morbiditätsrisikos für Geschwister, die ja keine unabhängigen Beobachtungseinheiten repräsentieren, zeigen diese Befunde, daß Geschwister einem höheren Morbiditätsrisiko als Eltern unterliegen. Das alterskorrigierte Morbiditätsrisiko für homonyme Erkrankungen betrug in den Kernfamilien der manisch-depressiven Probanden 31,4 % und war damit hoch signifikant höher als das Risiko einer manisch-depressiven Erkrankung bei Angehörigen der zykloid-psychotischen Probanden und Kontrollpersonen. Insgesamt fanden sich manisch-depressive Psychosen in 34 von 40 an endogenen Psychosen erkrankten Verwandten (85,0 %). Demgegenüber war das altersspezifische Morbiditätsrisiko für zykloide Psychosen bei den Verwandten manisch-depressiv Erkrankter mit 1,3 % gering. Schizophrene Erkrankungen spielten praktisch keine Rolle, lediglich ein Fall einer systematischen Schizophrenie, die zu den sporadisch auftretenden Erkrankungsformen ohne erhöhtes familiäres Risiko gehört, gelangte zur Beobachtung. Bei 62,5 % der manisch-depressiven Indexprobanden war mindestens ein Sekundärfall einer endogenen Psychose aufgetreten, in 56,2 % mindestens ein Sekundärfall einer homonymen Erkrankung. Somit bestand eine hohes familiäres Erkrankungsrisiko mit weitgehender Homotypie des Familienbildes.

Hinsichtlich des hohen familiären Erkrankungsrisikos bei manisch-depressiven Psychosen stimmen unsere Resultate mit den schon von Leonhard selbst gemachten Beobachtungen und den in anderen Studien gewonnenen Befunden überein, die in der großen Mehrzahl eine deutlich über der Häufigkeit in der Gesamtbevölkerung liegende familiäre Aggregation affektiver Psychosen bei bipolar affektiv erkrankten Probanden berichten. Zwillings- und Adoptionsstudien bestätigen dabei die Bedeutung genetischer Faktoren in der Ätiologie (Mendlewicz u. Rainer 1974; Bertelsen et al. 1977; Cadoret 1978). Die von uns gefundenen Morbiditätsrisiken liegen dabei deutlich höher als die bei Leonhard berichteten und auch über den in den meisten anderen Untersuchungen beschriebenen Werten. Dies ist jedoch in Anbetracht der von uns gewählten Methodik einer persönlichen Exploration möglichst aller Verwandter durch einen erfahrenen Psychiater, die das Risiko des Übersehens bzw. der falschen diagnostischen Zuordnung von Sekundärfällen minimiert, ohne weiteres erklärbar.

Unser Befund eines bei Geschwistern gegenüber Eltern höheren Morbiditätsrisikos findet sich bei einigen anderen Autoren ebenso (Perris 1966; Angst 1966; James u. Chapman, 1975; Fieve et al. 1984), teilweise werden aber auch diesbezüglich keine Unterschiede gefunden (Mendlewicz u. Rainer 1974; Angst et al.

1980; Rice et al. 1987). Leonhard (1995) fand bei manisch-depressiven Patienten Geschwister tendenziell häufiger erkrankt als Eltern, wobei die Unterschiede jedoch nur gering waren und bei systematischer persönlicher Untersuchung aller Verwandter möglicherweise deutlicher geworden wären. Ein Vergleich mit den Befunden anderer Studien ist aufgrund der unterschiedlichen Methoden und Diagnosekriterien problematisch. Rückschlüsse auf einen bestimmten Erbgang bei manisch-depressiver Erkrankung zu ziehen, stand ohnehin nicht im Fokus unserer Untersuchung, die auf den Vergleich des familiären Morbiditätsrisikos bei manisch-depressiv Erkrankten mit demjenigen bei zykloiden Psychosen bzw. Kontrollpersonen abzielte. Die Stammbäume der mindestens drei Fälle einer endogenen Psychose aufweisenden Kernfamilien sind jedoch ergänzend im Anhang (s. S. XXff) wiedergegeben. Sofern ausreichende Informationen greifbar waren, sind hierbei auch entferntere Verwandte aufgeführt. Aufgrund unserer eher geringen Probandenzahl und der Beschränkung der systematischen Evaluation auf die erstgradigen Verwandten wären weiterführende Analysen zur Art des Vererbungsmusters jedoch methodisch zweifelhaft gewesen und wurden daher unterlassen. Eine weitere Untersuchung dieser Befunde unter Vergrößerung des Kollektives und mit modifizierter Methodik wäre aber sicherlich sinnvoll.

In der großen Mehrzahl der Familienstudien zu bipolaren affektiven Psychosen wird im Gegensatz zu unseren Befunden bei Verwandten ein gehäuftes Auftreten vor allem auch unipolarer depressiver Erkrankungen, die sogar häufiger vorkämen als bipolare Psychosen, beschrieben. Solche Befunde scheinen vordergründig für eine nosologische Überlappung unipolarer und bipolarer affektiver Erkrankungen zu sprechen, sind aber bei näherer Betrachtung nicht so einfach zu interpretieren, da sich bipolare Erkrankungen in den Familien unipolar Depressiver nicht gehäuft finden. Aufgrund des insgesamt höheren familiären Erkrankungsrisikos bei bipolaren Psychosen und der Beschränkung der Aggregation bipolarer Sekundärfälle auf Verwandte bipolarer Indexfälle wird die Berechtigung einer genetischen Separierung bipolarer von unipolaren Erkrankungen inzwischen weitgehend anerkannt (Marneros 1999). So werden beispielsweise Fälle unipolarer Erkrankungen in der Verwandtschaft bipolarer Probanden als Varianten der Expression eines bipolaren Genotyps angesehen (Segman u. Lerer 2000). Allerdings wären diese auf der phänomenologischen Ebene der Diagnosestellung nicht als Repräsentanten eines solchen Genotyps zu identifizieren. Letztlich resultiert diese Problematik aus der bei Anwendung der üblichen Diagnosekriterien ungenügenden Abgrenzbarkeit bipolarer von unipolaren affektiven Erkrankungen. Da bipolare Erkrankungen diesen Diagnosekriterien zufolge nur aus dem Verlauf heraus identifiziert werden können und depressive Episoden insgesamt häufiger als manische vorkommen, ist eine generelle epidemiologische Überrepräsentation unipolarer depressiver Erkrankungen anzunehmen (Ghaemi et al. 1999). Eine Arbeitsgruppe um Ghaemi (Ghaemi et al. 2000b) fand beispielsweise bei einer katamnestischen Reevaluation von Patienten mit affektiven Psychosen, daß 56 % der katamnestisch als bipolar erkrankt diagnostizierten Patienten zuvor als unipolare Depressionen fehldiagnostiziert waren. Dies muß sich auch auf Familienbefunde auswirken, indem bipolare Ver-

wandte häufig fälschlicherweise als unipolar klassifiziert werden, woraus dann
gravierende Probleme vor allem auch für molekulargenetische Studien entstehen
(Blacker u. Tsuang 1993). So wurden und werden vielfältige Bemühungen unternommen, unter vordergründig unipolar depressiv Erkrankten Anzeichen für eine
mögliche Bipolarität zu finden (Beigel u. Murphy 1971; Winokur u. Wesner 1987;
Akiskal et al. 1983; Blacker u. Tsuang 1993; Akiskal 1996; Benazzi 2000a,b;
Clayton 2000). Die sich speziell mit dieser Problematik auseinandersetzende Konzeption Leonhards wird dabei bis heute in der aktuellen Diskussion um klinische
Unterscheidungsmerkmale bipolarer gegenüber unipolaren affektiven Erkrankungen unverständlicherweise kaum zur Kenntnis genommen, obgleich es vielfach
gerade die von Leonhard schon erkannten Kriterien sind, die zuletzt wieder mehr
Beachtung finden. Ein in diesem Zusammenhang wichtiger Gesichtspunkt ist die
zunehmend deutlicher werdende Verkennung und Unterbewertung manischer
bzw. hypomanischer Symptome - insbesondere einer gereizt-dysphorischen Stim-
mungslage und Symptomen aus dem Bereich von Antrieb und Denkablauf - in der
alltäglichen diagnostischen Praxis (Ghaemi et al. 2000a), die zu einer möglicherweise erheblichen Unterschätzung der Häufigkeit bipolarer affektiver Psychosen
führen kann. Diese Probleme gegenwärtiger Konzeptionen der bipolaren affektiven Störung unterstreichen nochmals die Bedeutung einer Erfassung auch subtiler
Anzeichen für das Vorhandensein des Gegenpols schon im Querschnittsbild affektiver Erkrankungen, wie sie in der Nosologie Leonhards von entscheidender
Wichtigkeit ist.

Die genaue klinische Beobachtung des Querschnittsbildes einzelner Epsioden
gestattet dieser Auffassung zufolge bei nahezu jeder erkrankten Person unabhängig von der Erkrankungsdauer durch die klare Festlegung symptomatologischer
Kriterien für eine Bipolarität auch bei vordergründig unipolar erscheinender Epsi-
ode eine differentialdiagnostische Entscheidung zwischen bipolarer und monopolarer affektiver Psychose. Die klinische und nosologische Validität dieser Konzeption wird durch unsere Familienbefunde bekräftigt, indem sich die so
diagnostizierte manisch-depressive Erkrankung als klinisch und genetisch homogene Entität erweist und damit die Problematik der diagnostischen Unsicherheit
und genetischen Heterogenität gegenwärtiger „nosologiefreier" Konzeptionen
vermieden wird. Die stark erhöhte Auftretensfrequenz von familiären Sekundärfällen endogener Psychosen unterscheidet die manisch-depressive Erkrankung
sowohl von den Kontrollpersonen als auch von den zykloiden Psychosen und
weist in Anbetracht des hohen Morbiditätsrisikos für homonyme Erkrankungen
unter Verwandten ersten Grades darauf hin, daß genetische Faktoren eine wesentliche Rolle in der Ätiologie spielen.

## 9.8 Familienbefunde bei zykloiden Psychosen

In den Kernfamilien der Probanden mit zykloiden Psychosen fand sich ein gegenüber Kontrollpersonen nicht signifikant erhöhtes Risiko einer Erkrankung an einer
endogenen Psychose. Dies war auch bei einer für die verschiedenen Generationen
und Geschlechter der Verwandten sowie Geschlechter der Indexprobanden strati-
fizierten Auswertung der Fall. Gegenüber Verwandten von Probanden mit manisch-depressiver Erkrankung war das Erkrankungsrisiko für endogene Psychosen
dagegen in allen Vergleichen signifikant niedriger. Nur zwei Probanden hatten
mehr als einen Sekundärfall in der Kernfamilie. Das kumulative alterskorrigierte
Morbiditätsrisiko der Erkrankung an einer endogenen Psychose für alle Verwandten ersten Grades der Indexprobanden mit zykloider Psychose betrug 10,8 %,
wobei Eltern mit 8,8 % ein geringfügig niedrigeres Risiko aufwiesen als Geschwister mit 10,1 % und weibliche Verwandte mit 16,6 % einem merklich höheren Risiko ausgesetzt waren als männliche Verwandte mit 4,5 %. In diesem Zusammenhang ist jedoch bedeutsam, daß bei den Verwandten zykloid psychotischer
Probanden außer zykloiden Psychosen auch affektive und vor allem manisch-
depressive Erkrankungen vorkamen, die beim weiblichen Geschlecht häufiger
sind. Es wurde kein einziger Fall einer schizophrenen Psychose beobachtet, da es
sich bei einem diagnostisch nicht sicher entscheidbaren Fall fraglos um eine phasische Erkrankungen handelte und lediglich die Differentialdiagnose zwischen
zykloider oder affektiver Erkrankung nicht zuverlässig zu treffen war. Das Morbiditätsrisiko für manisch-depressive Erkrankungen war für Verwandte zykloid psychotischer Probanden hoch signifikant geringer als für Verwandte manisch-
depressiver Probanden und unterschied sich nicht signifikant vom Morbiditätsrisiko für manisch-depressive Erkrankungen unter Verwandten der Kontrollpersonen.
Hinsichtlich des Morbiditätsrisikos für zykloide Psychosen unterschieden sich
Verwandte der Probanden mit zykloiden Psychosen nicht signifikant von Verwandten der Probanden mit manisch-depressiver Erkrankung. Für Verwandte von
Kontrollpersonen konnte diesbezüglich kein Morbiditätsrisiko ermittelt werden, da
hier kein Fall einer zykloiden Psychose beobachtet wurde.

Bei einer Differenzierung der Subformen zykloider Psychosen wiesen Motilitätspsychosen höhere familiäre Erkrankungsraten als Verwirrtheitspsychosen auf,
deren familiäre Erkrankungsraten wiederum höher als die bei Angst-Glücks-
Psychosen beobachteten waren. Jedoch lag bei den Motilitätspsychosen keine
Homotypie des Familienbildes vor. Zu bedenken ist ferner, daß unser Kollektiv an
Probanden mit Motilitätspsychosen nur klein war, so daß zur weiteren Abklärung
dieses Befundes zunächst eine Bestätigung an einem vergrößerten Kollektiv notwendig wäre.

Unsere Resultate zum Familienbild bei zykloiden Psychosen sind mit Befunden
anderer Untersucher gut vereinbar (vgl. Tabelle 3, S. 38). Die von uns beobachteten Morbiditätsrisiken für endogene Psychosen liegen hierbei etwas höher als die

von Leonhard selbst im Rahmen seiner Erhebungen beschriebenen Erkrankungsraten (Leonhard 1995) und als die von Franzek u. Beckmann (1998b) nebenbefundlich im Rahmen ihrer Zwillingsuntersuchung erhobenen Werte. Dieser Unterschied wird jedoch angesichts der differierenden Methodik verständlich, da in
diesen Studien keine systematischen Untersuchungen aller Familienmitglieder
durchgeführt wurden und auch die Auswertungen anders erfolgten. Leonhard hat
bei seinen Angaben zur familiären Erkrankungshäufigkeit die Diagnosen leider
nicht genauer spezifiziert, so daß kein weiterer Vergleich mit seinen Befunden
möglich ist. Maj (1990), dessen Studie im methodischen Vorgehen der vorliegenden am ehesten entspricht, wenngleich von ihm nicht Leonhards ursprüngliche
diagnostische Kriterien für zykloide Psychosen, sondern die durch Perris u. Brockington (1981) modifizierten Kriterien verwendet wurden, findet weitgehend mit
unseren Ergebnissen übereinstimmende Morbiditätsrisiken. Hinsichtlich der Grö-
ßenordnung des familiären Erkrankungsrisikos sind auch die Resultate von Perris
(1974) mit den vorliegenden vergleichbar, wobei Perris allerdings im Gegensatz
zu unseren Befunden eine Homotypie des Familienbildes beschreibt.

Die in unserem Kollektiv gefundenen 5 Fälle manisch-depressiver Erkrankungen bei Verwandten ersten Grades zykloid-psychotisch erkrankter Probanden lassen zunächst vermuten, daß möglicherweise genetische Beziehungen zu dieser Erkrankungsform bestehen. Franzek u. Beckmann (1998b) und Maj (1990) hatten
ähnliche Befunde berichtet und Erkrankungsraten von 6,6 % bzw. 4,2 % für affektive Psychosen in den Familien zykloid psychotisch erkrankter Patienten gefunden, jedoch keine Differenzierung der Polarität vorgenommen. Festzuhalten
bleibt bei der Interpretation unserer Befunde jedoch, daß sich kein signifikanter
Unterschied des Morbiditätsrisikos für manisch-depressive Erkrankungen in den
Kernfamilien der Probanden mit zykloiden Psychosen gegenüber dem diesbezüg-
lichen Risiko in den Kernfamilien der Kontrollpersonen fand. Ferner ist zu bedenken, daß epidemiologische Daten zur Prävalenz der nach Leonhardschen Kriterien
diagnostizierten manisch-depressiven Erkrankung in der Gesamtbevölkerung bislang leider fehlen. Aufgrund der unterschiedlichen Konzeptionen ist aber davon
auszugehen, daß diese deutlich höher liegt als die unter Anwendung heute üblicher
diagnostischer Kriterien für bipolare affektive Störungen gefundenen Raten, da
letztere zwangsläufig zu einer Überrepräsentation unipolarer depressiver Erkrankungen führen müssen. Daher gibt es in Anbetracht dieser Überlegungen anhand
unserer Befunde keine Anhaltspunkte dafür, daß zykloide Psychosen unter klinisch genetischen Aspekten in engem Bezug zur manisch-depressiven Erkrankung
stehen oder sogar als phänomenologisch atypische Formen dieser Erkrankung
aufgefaßt werden könnten.

Zykloide Psychosen scheinen aber dennoch den affektiven Psychosen näher zu
stehen als den Schizophrenien im engeren Sinne. Das Fehlen schizophren erkrankter Verwandter in unserer Studie bestätigt Befunde anderer Untersucher
(Maj 1990; Franzek u. Beckmann 1998b) und bekräftigt nochmals, daß sich

zykloide Psychosen unter klinisch-genetischen Aspekten klar von schizophrenen Erkrankungen abgrenzen lassen, zu denen sich auch im Hinblick auf andere Befunde (Pfuhlmann 1998) keine Bezüge ergeben. Diese Überlegungen erweisen sich im Kontext von Leonhards theoretischen Annahmen zu den Grundlagen seiner Nosologie (Leonhard 1970) als besonders interessant. Dort hatte er die Schizophrenien im eigentlichen Sinne, d.h. die systematischen Schizophrenien, als durch Ausfälle spezifischer psychischer Funktionssysteme vom normalen Geistesleben ohne Übergänge scharf abgegrenzte „Geisteskrankheiten" verstanden. Diesen stellte er die als „Gemütskrankheiten" aufgefaßten affektiven Psychosen gegenüber, die in ihren Störungen der Gefühls- und Temperamentssphäre vielfätige Übergänge zu normalpsychologischen Abläufen erkennen ließen. Die zykloiden Psychosen nehmen nun eine eigentümliche Sonderstellung ein, indem sie einerseits keinerlei Bezüge zu den Schizophrenien im engeren Sinne aufweisen. Andererseits verweise die Symptomatik der zykloiden Psychosen insgesamt zwar auf eine Störung der gleichen psychischen „Gebiete" – moderner gesprochen: mentalen Funktionsbereiche – wie bei den affektiven Erkrankungen, unterscheide sich von diesen jedoch durch eine solche Übersteigerung, daß sie hierdurch eine ganz neue und eigenständige Qualität gegenüber der Symptomatik affektiver Psychosen gewinne. Die Bezüge zu Veränderungen in der affektiven Sphäre, die sich in der Psychopathologie zykloider Psychosen finden lassen, wurde auch von anderen Autoren zutreffend bemerkt und zu einer klaren Abgrenzung von schizophrenen Erkrankungen herangezogen (Störring et al. 1962). Die eigenständige Qualität der zykloid psychotischen Krankheitserscheinungen darf hierbei jedoch nicht übersehen werden. Sie weist auch vom Standpunkt einer exakten empirischen Psychopathologie aus darauf hin, daß zykloide Psychosen nicht einfach als atypische Formen bipolarer affektiver Erkrankungen aufgefaßt werden können.

Das in unserer Untersuchung bei zykloiden Psychosen gefundene Familienbild spricht ebenfalls klar für die nosologische Abgrenzbarkeit der zykloiden Psychosen gegenüber bipolaren affektiven Psychosen, indem es sich ganz wesentlich vom durch das hohe Risiko für homotypische Sekundärfälle gekennzeichneten Familienbild der manisch-depressiven Erkrankung unterscheidet, gegenüber Kontrollpersonen jedoch keine statistisch signifikanten Unterschiede aufweist. Mit dieser Befundkonstellation ist auch das gegenwärtig viel diskutierte Konzept eines erweiterten „bipolaren Spektrums" kaum zu vereinbaren. Würde man im Rahmen eines solchen Konzeptes einfach ein genetisches Kontinuum bipolarer phasischer Psychosen von leichteren zu schwereren Erkrankungsformen annehmen, müßte man bei zykloiden Psychosen mit ihrer schwerwiegenderen psychotischen Symptomatik, die über die der manisch-depressiven Erkrankung klar hinausweist, die höhere Familiarität erwarten. Die Resultate unserer Untersuchung zeigen aber gerade das Gegenteil, so daß anzunehmen ist, daß bei zykloiden Psychosen andere Faktoren in der Pathogenese entscheidend sind, während die genetische Suszeptibilität keine wesentliche Rolle spielt. Dies steht im Einklang mit den durch Franzek u. Beckmann (1998a) in ihrer systematischen Zwillingsstudie erhobenen Befunden einer geringen Heritabilität bei zykloiden Psychosen. Dort fand sich bei

Zwillingen mit zykloiden Psychosen kein wesentlicher Unterschied in der Konkordanzrate zwischen mono- und dizygoten Paaren, wie er bei hoher Heritabilität
im Sinne einer deutlich höheren Konkordanzrate für monozygote Zwillingspaare
zu erwarten wäre. Dagegen hatten die erkrankten Zwillinge signifikant häufiger
und signifikant schwerwiegendere Geburtskomplikationen erlitten als die gesunden Ko-Zwillinge, und bei konkordanten Paaren wiesen die schwerer erkrankten
Partner mehr solcher Komplikationen auf.

Zwillings- und Familienbefunde deuten somit übereinstimmend darauf hin, daß
es vorwiegend nicht-genetische Faktoren sein müssen, die in der Ätiologie zykloider Psychosen eine Rolle spielen. In diesem Zusammenhang sind in den letzten
Jahren erhobene Befunde aus verschiedenen Untersuchungsansätzen bedeutsam,
die diese Annahme unterstützen (vgl. S. 12f). Franzek und Mitarbeiter (1996) fanden bei psychiatrisch erkrankten Patienten mit unspezifischen Veränderungen im
kranialen Computertomogramm, die nach Einschätzung eines unabhängigen Neu-
roradiologen am ehesten prä- bzw. perinatal entstanden waren, Patienten mit
zykloiden Psychosen gegenüber anderen Diagnosen signifikant häufiger vertreten.
Über die mögliche Natur prä- bzw. perinatal einwirkender schädigender Einflüsse
können epidemiologische Daten zum Phänomen der Geburtensaisonalität bei Psychoseerkrankungen näheren Aufschluß geben, da der für Erkrankungen des „schizophrenen Spektrums" wiederholt beschriebene Geburtenüberschuß in Winter-
und Frühjahrsmonaten (Bradbury u. Miller 1985) mit jahreszeitlich bedingten
schädigenden exogenen Einflüssen in Verbindung gebracht wird (Torrey 1987).
Bei Zugrundelegung der Klassifikation nach Leonhard sind es nur die zykloiden
Psychosen und die systematischen Schizophrenien, beides Erkrankungen mit geringer familiärer Morbidität, die einen solchen Geburtenüberschuß aufweisen
(Franzek u. Beckmann 1992a). Für Erkrankungen mit hoher familiärer Morbidität,
wie die unsystematischen Schizophrenien, besteht dagegen sogar ein Defizit an
Geburten in diesen Monaten (Beckmann u. Franzek 1992). Daß in der Pränatal-
phase einwirkende, für die kalte Jahreszeit charakteristische schädigende Faktoren
bei zykloiden Psychosen ätiologisch bedeutsam sein können, unterstreichen die
Befunde von Stöber und Mitarbeitern (1997) über Schwangerschaftsinfektionen
bei Müttern von Patienten mit zykloiden Psychosen. Sie fanden eine signifikante
Häufung von grippalen Infekten und fieberhaften Erkältungen im ersten Trimenon
der Schwangerschaft bei Müttern zykloid psychotischer Patienten gegenüber
Kontrollpersonen und gegenüber Müttern von Patienten mit manisch-depressiver
Erkrankung. Diese Befunde legen nahe, daß bei zykloiden Psychosen infolge prä-
natal einwirkender exogener Noxen Störungen zerebraler Entwicklungs- und Rei-
fungsprozesse resultieren. Die pathomorphologische „Endstrecke" schädigender
Einflüsse könnten je nach Ursache, Zeitpunkt und Ort der Schädigung spezifisch
geprägte histomorphologische Veränderungen von Neuronen und deren Zytoar-
chitektur darstellen, wie sie von Beckmann u. Jakob (1991) für verschiedene Formen funktioneller Psychosen beschrieben wurden.

In der Zusammenschau der klinisch-genetischen mit den biologischen Befunden muß somit bei den zykloiden Psychosen eine wesentlich durch Umwelteinflüsse im Sinne biologischer Noxen bestimmte Ätiologie angenommen werden. Familäre Faktoren scheinen dagegen keine bedeutende Rolle zu spielen. Die genaue Natur der Pathogenese zykloider Psychosen ist derzeit jedoch noch unbekannt. Die weitere Klärung dieser Problematik und ebenso der Frage, welche ätiologische Rolle möglicherweise psychosoziale Faktoren und deren Auswirkungen auf biologische Strukturen, wie sie von Leonhard (1995) angenommen wurden, spielen, muß Gegenstand künftiger Untersuchungen sein.

# 10 Zusammenfassung und Schlußfolgerung

Die vorliegende Untersuchung zeigte, daß Probanden mit zykloiden Psychosen wesentlich geringere familiäre Morbiditätsrisiken für endogene Psychosen insgesamt, affektive Psychosen oder manisch-depressive Psychosen aufweisen als Probanden mit manisch-depressiver Erkrankung. Die Morbiditätsrisiken für die Erkrankung an einer zykloiden Psychose waren unter Verwandten beider Indexprobandengruppen gering und differierten nicht signifikant. Schizophrene Erkrankungen kamen in den Kernfamilien der Probanden mit zykloiden Psychosen überhaupt nicht vor, unter Verwandten manisch-depressiver Probanden war ein einziger Fall einer systematischen Schizophrenie nach Leonhard diagnostiziert worden. Zykloid psychotische Probanden unterschieden sich weder hinsichtlich des familiären Erkrankungsrisikos für endogene Psychosen insgesamt noch hinsichtlich des Erkrankungsrisikos für affektive Psychosen oder manisch-depressive Psychosen signifikant von Kontrollpersonen. In der Verwandtschaft letzterer waren keine zykloiden Psychosen aufgetreten, so daß hier kein Vergleich erfolgte. Die getrennte Auswertung nach Generationen der Verwandten sowie Geschlecht der Verwandten und Indexpersonen bestätigte die signifikant geringeren familiären Morbiditätsrisiken für endogene Psychosen insgesamt bei Probanden mit zykloiden Psychosen gegenüber Probanden mit manisch-depressiver Erkrankung und erbrachte nirgends signifikante Unterschiede zwischen Probanden mit zykloiden Psychosen und Kontrollpersonen.

Während sich bei den Verwandten der zykloid psychotischen Probanden neben homonymen Erkrankungen mit annähernd gleichem Morbiditätsrisiko auch affektive Psychosen fanden, wurden in den Kernfamilien der Probanden mit manisch-depressiver Erkrankung ganz überwiegend homonyme Psychosen beobachtet. Unipolare depressive Psychosen im Sinne der Leonhardschen Klassifikation kamen kaum vor. Die Homotypie des Familienbildes unterscheidet die Konzeption der manisch-depressiven Erkrankung nach Leonhard deutlich von der Konzeption der bipolaren affektiven Störung nach üblichen diagnostischen Kriterien, für die zwar auch eine hohes familiäres Risiko für affektive Erkrankungen berichtet wird, bei der jedoch die familiären Sekundärfälle vielfach als unipolare Depressionen zu klassifizieren sind.

Die Ergebnisse unserer Familienstudie sprechen für eine unterschiedliche Gewichtung von Anlage- gegenüber Umweltfaktoren in der Ätiologie von zykloiden Psychosen und manisch-depressiver Erkrankung. Sie unterstützen bislang vorlie-

gende Befunde, wonach anlagebedingte Faktoren bei zykloiden Psychosen nur eine untergeordnete Rolle spielen, während sie bei der manisch-depressiven Erkrankung einen entscheidenden Faktor darstellen. Bei zykloiden Psychosen scheinen
dagegen gemäß schwangerschaftsanamnestischer und neuroradiologischer Befunde vor allem zu bestimmten Zeiten der Gestation einwirkende exogene Noxen, die
eine Störung der cerebralen Entwicklung bewirken, ätiologisch eine wesentliche
Rolle zu spielen. Die Notwendigkeit einer Abgrenzung der zykloiden Psychosen
gegenüber schizophrenen Psychosen wird anhand unserer Familienbefunde weiter
bekräftigt. Unsere Ergebnisse zeigen aber insbesondere, daß unter klinisch-
genetischen Gesichtspunkten zykloide Psychosen klar von der manisch-
depressiven Erkrankung unterschieden werden können und keinesfalls als atypische Manifestationsform bipolarer affektiver Erkrankungen aufgefaßt werden
können.

Nachdem in jüngerer Zeit die klinische und wissenschaftliche Fragwürdigkeit
eines zu weit gefaßten Schizophreniebegriffes zunehmend erkannt worden ist,
sollte nun nicht der gleiche Fehler bei der manisch-depressiven Erkrankung be-
gangen werden und durch eine Ausweitung dieses diagnostischen Konzeptes zu
einem heterogenen Spektrum bipolarer affektiver Störungen die klinische und
wissenschaftliche Validität gemindert werden. Genau dies wäre die Konsequenz
einer – entsprechend unseren Ergebnissen nicht zu rechtfertigenden – Integration
der zykloiden Psychosen als atypische Formen innerhalb eines breiten Spektrums
bipolarer affektiver Erkrankungen. Dieser in der Literatur immer wieder aufschei-
nenden Tendenz steht die in der vorliegenden Arbeit verwendete Konzeption der
manisch-depressiven Erkrankung im Sinne der differenzierten Psychopathologie
Leonhards entgegen. Letztere erweist sich als homogene klinische Entität, die sich
durch eine hohe familiäre Morbidität mit weitgehender Homotypie des Familienbildes auszeichnet und damit als ganz wesentlich genetisch bedingte Erkrankungsform zu betrachten ist. Dies läßt auch Schlüsse auf die hohe nosologische Validität
der hier angewandten Konzeption der manisch-depressiven Erkrankung zu, die
angesichts der zunehmenden Diskussion um die Problematik der mangelnden Validität der gegenwärtigen diagnostischen Konzeption bipolarer affektiver Störungen mit ihren vielfältigen negativen Auswirkungen auf Ätiologie- und Therapie-
forschung besonderes Gewicht erhalten. Dabei zeigte sich, daß die genaue
Erfassung des Symptombildes die Klassifikation einer affektiven Erkrankung auch
aus dem Querschnittsbild der Einzelepisoden heraus in einer Weise erlaubt, die im
Gegensatz zu den heute üblichen Konzeptionen eine klare Abgrenzbarkeit bipolarer gegenüber unipolaren affektiven Psychosen sowohl unter deskriptiv-
symptomatologischen als auch unter klinisch-genetischen Aspekten ermöglicht.
Dies legt nahe, das hier angewandte Konzept der manisch-depressiven Erkrankung
auch als Grundlage weiterer molekulargenetischer Erforschung der bipolaren affektiver Psychosen zu verwenden.

Insgesamt bestätigen unsere Befunde, daß eine schlichte Dichotomisierung der funktionellen Psychosen in ein affektives und ein schizophrenes Spektrum ebenso wie deren Zusammenfassung zu einem einheitlichen Kontinuum psychotischer Erkrankungen der Realität offensichtlich nicht gerecht wird. Zusammen mit bereits vorliegenden Zwillingsbefunden, schwangerschaftsanamnestischen Befunden sowie Befunden zur Bildgebung und Elektrophysiologie liefern die Ergebnisse unserer Familienstudie einen weiteren Hinweis auf die nosologische Eigenständigkeit der Gruppe der zykloiden Psychosen.

# Literatur

Akiskal HS (1996) The prevalent clinical spectrum of bipolar disorders: beyond DSM-IV. J Clin Psychopharmacol 16, Supplementum 1: 4S–14S

Akiskal HS, Walker P, Puzantian VR, King D, Rosenthal TL, Dranon M (1983) Bipolar outcome in the course of depressive illness. Phenomenologic, familial, and pharmacologic predictors. J Affect Disord 5: 115–128

Albert E (1986) Über den Einfluß von neuroleptischer Langzeitmedikation auf den Verlauf von phasischen remittierenden Unterformen endogener Psychosen. In: Seidel K, Neumärker KJ, Schulze HAF (Hrsg) Zur Klassifizierung endogener Psychosen. Hirzel, Leipzig, S 97–107

American Psychiatric Association (1994) Diagnostic and Statistical Manual of Mental Disorders. Fourth Edition. American Psychiatric Association, Washington DC.

Andreasen NC, Grove WM, Shapiro RW (1981) Reliability of lifetime diagnosis: a multicenter collaborative perspective. Arch Gen Psychiatry 38: 400–405

Andreasen NC, Rice J, Endicott J, Reich T, Coryell W (1986) The family history approach to diagnosis. How useful is it? Arch Gen Psychiatry 43: 421–429

Andreasen NC, Rice J, Endicott J, Coryell W, Grove WM, Reich T (1987) Familial rates of affective disorder. Arch Gen Psychiatry 44: 461–469

Angst J (1966) Zur Ätiologie und Nosologie endogener depressiver Psychosen. Springer, Berlin

Angst J, Perris C (1968) Zur Nosologie endogener Depressionen. Arch Psychiat Z ges Neurol 210: 373–386

Angst J, Felder W, Lohmeyer B (1979) Schizoaffective disorders. Results of a genetic investigation, I. J Affect Disord 1: 139–153

Angst J, Frey R, Lohmeyer B, Zerbin-Rüdin E (1980) Bipolar manic-depressive psychoses: results of a genetic investigation. Hum Genet 55: 237–254

Baron M, Gruen R, Asnis L, Kane J (1982) Schizoaffective illness, schizophrenia and affective disorders: morbidity risk and genetic transmission. Acta Psychiatr Scand 65: 253–262

Beckmann H, Jakob H (1991) Prenatal disturbances of nerve cell migration in the entorhinal region: a common vulnerability factor of functional psychoses? J Neural Transm (Gen Sect) 84: 155–164

Beckmann H, Franzek E (1992) Deficit of birthrates in winter and spring months in distinct subgroups of mainly genetically determined schizophrenia. Psychopathology 25: 57–64

Beckmann H, Franzek E (2000) Zykloide Psychosen im Sinne von K. Leonhard. In: Helmchen H, Henn F, Lauter H, Sartorius N (Hrsg) Psychiatrie der Gegenwart. 4. Aufl. Bd 5: Schizophrene und affektive Störungen. Springer, Berlin Heidelberg New York, S 619–636

Beckmann H, Fritze J, Lanczik M (1990) Prognostic validity of the cycloid psychoses. A prospective follow-up study. Psychopathology 23: 205–211

Beckmann H, Franzek E, Stöber G (1996) Genetic heterogeneity in catatonic schizophrenia: a family study. Am J Med Genet 67: 289–300

Beigel A, Murphy DL (1971) Unipolar and bipolar affective illness. Arch Gen Psychiatry 24: 215–220

Benazzi F (2000a) Depression with DSM-IV atypical features: a marker for bipolar II disorder. Eur Arch Psychiatry Clin Neurosci 250: 53–55

Benazzi F (2000b) Depressive mixed states: unipolar and bipolar II. Eur Arch Psychiatry Clin Neurosci 250: 249–253

Berettini W (2000) Susceptibility loci for bipolar disorder: overlap with inherited vulnerability to schizophrenia. Biol Psychiatry 47: 245–251

Bertelsen A, Harvald B, Hauge M (1977) A danish twin study of manic-depressive disorder. Br J Psychiatry 130: 330–351

Bertelsen A, Gottesman I (1995) Schizoaffective psychoses: genetical clues to classification. Am J Med Genet (Neuropsychiatr Genet) 60: 7–11

Blacker D, Tsuang MT (1993) Unipolar relatives in bipolar pedigrees: are they bipolar? Psychiatr Genet 3: 5–16

Blacker D, Lavori PW, Faraone SV, Tsuang MT (1993) Unipolar relatives in bipolar pedigrees: a search for indicators of underlying bipolarity. Am J Med Genet 48: 192–199

Bleuler E (1911) Dementia praecox oder die Gruppe der Schizophrenien. Deuticke, Leipzig

Bradbury TN, Miller GA (1985) Season of birth in schizophrenia: a review of evidence, methodology and etiology. Psychol Bull 98: 569–594

Bräunig P (1995) Akute Schizophrenien, zykloide Psychosen und manisch-depressive Erkrankungen. In: Bräunig P (Hrsg) Emotionspsychopathologie und zykloide Psychosen. Schattauer, Stuttgart New York, S 157–169

Brockington IF, Leff JP (1979) Schizoaffective psychosis: definitions and incidence. Psychol Med 9: 91–99

Brockington IF, Perris C, Kendell RE, Hillier VE, Wainwright S (1982) The course and outcome of cycloid psychosis. Psychol Med 12: 97–105

Cadoret RJ (1978) Evidence for genetic inheritance of primary affective disorders in adoptees. Am J Psychiatry 134: 463–466

Chapman TF, Mannuzza S, Klein DF, Fyer AJ (1994) Effects of informant mental disorder on psychiatric family history data. Am J Psychiatry 151: 574–579

Chase GA, Folstein MF, Breitner JCS, Beaty TH, Self SG (1983) The use of life tables and survival analysis in testing genetic hypotheses, with an application to Alzheimer's disease. Am J Epidemiol 117: 590–597

Clayton PJ (2000) Klinisches Bild und Verlauf bipolarer affektiver Störungen. In: Helmchen H, Henn F, Lauter H, Sartorius N (Hrsg) Psychiatrie der Gegenwart. 4. Aufl. Bd 5: Schizophrene und affektive Störungen. Springer, Berlin Heidelberg New York, S 323–336

Cohen JA (1960) A coefficient of agreement of nominal scales. Educ Psychol Measurements 20: 37–46

Colombotos J (1969) Personal vs telephone interviews: Effect on response. Public Health Rep 84: 773–782

Cooper JE, Singh SP (2000) Vorübergehende akute psychotische Störungen. In: Helmchen H, Henn F, Lauter H, Sartorius N (Hrsg) Psychiatrie der Gegenwart. 4. Aufl. Bd 5:

Schizophrene und affektive Störungen. Springer, Berlin Heidelberg New York, S 661–679

Coryell W, Tsuang MT (1982) DSM-III schizophreniform disorder. Comparisons with schizophrenia and affective disorder. Arch Gen Psychiatry 39: 66–69

Coryell W, Zimmerman M (1988) The heritability of schizophrenia and schizoaffective disorder. A family study. Arch Gen Psychiatry 45: 323–327

Coryell W, Endicott J, Reich T, Andreasen NC, Keller M (1984) A family study of bipolar II disorder. Br J Psychiatry 145: 49–54

Cox DR (1972) Regression models and life tables. J R Statist Soc 34: 187–220

Cutting JC (1990) Relationship between cycloid psychosis and typical affective psychosis. Psychopathology 23: 212–219

Cutting JC, Clare AW, Mann AH (1978) Cycloid psychosis: an investigation of the diagnostic concept. Psychol Med 8: 637–648

Das SK, Malhotra S, Basu D (1999) Family study of acute and transient psychotic disorders: comparison with schizophrenia. Soc Psychiatry Psychiatr Epidemiol 34: 328–332

Davies NJ, Sham PC, Gilvarry C, Jones PB, Murray RM (1997) Comparison of the family history with the family study method: report from the Camberwell Collaborative Psychosis Study. Am J Med Genet 74: 12–17

Dohrenwend BP (1995) „The problem of validity in field studies of psychological disorders" revisited. In: Tsuang MT, Tohen M, Zahner GEP (eds) Textbook in psychiatric epidemiology. Wiley, New York Chichester Brisbane, pp 3–20

Falkai P, Bogerts B, Klieser E, Mooren I, Waters H, Schlüter U (1995) Cranial computed tomography in schizophrenics, patients with cycloid psychosis and controls. In: Beckmann H, Neumärker KJ (eds) Endogenous psychoses. Leonhard's impact on modern psychiatry. Ullstein-Mosby, Berlin, pp 213–215

Faraone SV, Santangelo SL (1992) Methods in genetic epidemiology. In: Fava M, Rosenbaum JF (eds) Research design and methods in psychiatry. Elsevier, Amsterdam New York Oxford, pp 93–118

Faraone SV, Tsuang MT (1995) Methods in psychiatric genetics. In: Tsuang MT, Tohen M, Zahner GEP (eds) Textbook in psychiatric epidemiology. Wiley, New York Chichester Brisbane, pp 81–134

Feighner JR, Robins E, Guze SB (1972) Diagnostic criteria for use in psychiatric research. Arch Gen Psychiatry 26: 57–63

Fieve RR, Go R, Dunner DL, Elston R (1984) Search for biological/genetic markers in a long-term epidemiological and morbid risk study of affective disorders. J Psychiat Res 18: 425–445

Fish F (1964) The cycloid psychoses. Comprehensive Psychiatry 5: 155–169

Fowler RC, McCabe MS, Cadoret RJ, Winokur G (1972) The validity of good prognosis schizophrenia. Arch Gen Psychiatry 26: 182–185

Fowler RC (1978) Remitting schizophrenia as a variant of affective disorder. Schiz Bull 4: 68–77

Frances A (1998) Problems in defining clinical significance in epidemiological stuides. Arch Gen Psychiatry 55: 119

Franzek E (1990) Influence of Carl Wernicke on Karl Leonhard's Nosology. Psychopathology 23: 277–281

Franzek E, Beckmann H (1992a) Season-of-birth effect reveals the existence of etiologically different groups of schizophrenia. Biol Psychiatry 32: 375–378

Franzek E, Beckmann H (1992b) Reliability and validity of the Leonhard classification tested in a five year follow-up study of 50 chronic schizophrenics. In: Ferrero FP, Haynal AE, Sartorius N (eds) Schizophrenia and affective psychoses. Nosology in contemporary psychiatry. John Libbey CIC, New York, pp 67–72

Franzek E, Beckmann H (1998a) The different genetic background of schizophrenic spectrum psychoses. A twin study. Am J Psychiatry 155: 76–83

Franzek E, Beckmann H (1998b) Psychosen des schizophrenen Spektrums bei Zwillingen. Ein Beitrag zur Frage von Umwelt und Anlage in der Ätiologie „endogener" Psychosen. Springer, Berlin Heidelberg New York

Franzek E, Becker T, Hofmann E, Flöhl W, Stöber G, Beckmann H (1996) Is computerized tomography ventricular abnormality related to cycloid psychosis? Biol Psychiatry 40: 1255–1266

Fünfgeld E (1936) Die Motilitätspsychosen und Verwirrtheiten. Karger, Berlin

Gershon ES, Mark A, Cohen N, Belizon N, Baron M, Knobe KE (1975) Transmitted factors in the morbid risk of affective disorders: a controlled study. J Psychiat Res 12: 283–299

Gershon ES, Hamovit J, Guroff JJ, Dibble E, Leckman JF, Sceery W, Targum SD, Nurnberger JI, Goldin LR, Bunney WE (1982) A family study of schizoaffective, bipolar I, bipolar II, unipiolar, and normal control probands. Arch Gen Psychiatry 39: 1157–1167

Gershon ES, DeLisi LE, Hamovit J, Nurnberger JI, Maxwell ME, Schreiber J, Dauphinais D, Dingman CW, Guroff JJ (1988) A controlled family study of chronic psychoses. Schizophrenia and schizoaffective disorder. Arch Gen Psychiatry 45: 328–336

Ghaemi SN, Sachs GS, Chion AM, Pandurangi AK, Goodwin K (1999) Is bipolar disorder still underdiagnosed? Are antidepressants overutilized? J Affect Disord 52: 135–144

Ghaemi SN, Sachs GS, Goodwin FK (2000a) What is to be done? Controversies in the diagnosis and treatment of manic-depressive illness. World J Biol Psychiatry 2: 65–74

Ghaemi SN, Boimann EE, Goodwin FK (2000b) Diagnosing bipolar disorder and the effect of antidepressants.: a naturalistic study. J Clin Psychiatry 61: 804–808

Gibbons RD, Davis JM, Hedeker DR (1990) A comment on the selection of „healthy controls" for psychiatric experiments. Arch Gen Psychiatry 47: 785–786

Goetzl U, Green R, Whybrow P, Jackson R (1974) X linkage revisited. A further family study of manic-depressive illness. Arch Gen Psychiatry 31: 665–672

Goodwin FK, Jamison KR (1990) Manic-depressive illness. Oxford University Press, New York Oxford

Helzer JE, Winokur G (1974) A family interview study of male manic depressives. Arch Gen Psychiatry 31: 73–77

Hendrick V, Altshuler LL, Gitlin MJ, Delrahim S, Hammen C (2000) Gender and bipolar illness. J Clin Psychiatry 61: 393–396

Hojaij CR (2000) Reappraisal of dementia praecox: focus on clinical psychopathology. World J Biol Psychiatry 1: 43–54

Hyman S (1999) Introduction to the complex genetics of mental disorders. Biol Psychiatry 45: 518–521

James N, Chapman CJ (1975) A genetic study of bipolar affective disorder. Br J Psychiatry 126: 449–456

Jamison KR (1982) Atypical cycloid psychoses. In: Friedmann CTH, Faguet RA (eds) Extraordinary disorders of human behavior. Plenum, New York, pp 259–291

Jarema M, Kacperczyk J, Kruszynski S (1991) The predictive value of psychopathological subclassifications for the neuroleptic treatment outcome in schizophrenia. Psychopathology 24: 141–146

Johnson GFS, Leeman MM (1977) Analysis of familial factors in bipolar affective illness. Arch Gen Psychiatry 34: 1074–1083

Jönsson SA (1991) Marriage rate and fertility in cycloid psychosis: comparison with affective disorder, schizophrenia and the general population. Eur Arch Psychiatry Clin Neurosci 241: 119–125

Jönsson SA (1992) Cycloid psychosis and affective disorder: borderland cases. Psychopathology 25: 154–160

Jönsson SA, Jonsson H, Nyman GE (1991) The concept of cycloid psychosis: the discriminatory power of symptoms. Acta Psychiatr Scand 84: 22–25

Kaplan EB, Meier B (1958) Nonparametric estimation from incomplete observations. J Am Statist Assoc 53: 457–481

Kasanin J (1933) The acute schizoaffective psychoses. Am J Psychiatry 13: 97–126

Kendler KS (1987) The impact of diagnostic misclassification on the pattern of familial aggregation and coaggregation of psychiatric illness. J Psychiatr Res 21: 55–91

Kendler KS (1997) The genetic epidemiology of psychiatric disorders: a current perspective. Soc Psychiatry Psychiatr Epidemiol 32: 5–11

Kendler KS, Eaton WW (1987) The proband method in psychiatric epidemiology: a bias associated with differences in family size. Acta Psychiatr Scand 77: 511–514

Kendler KS, Gruenberg AM, Tsuang MT (1986) A DSM-III family study of the nonschizophrenic psychotic disorders. Am J Psychiatry 143: 1098–1105

Kendler KS, McGuire M, Gruenberg AM, O'Hare A, Spellman M, Walsh D (1993a) The Roscommon Family Study. I. Methods, diagnosis of probands, and risk of schizophrenia in relatives. Arch Gen Psychiatry 50: 527–540

Kendler KS, McGuire M, Gruenberg AM, Spellman M, O'Hare A, Walsh D (1993b) The Roscommon Family Study. II. The risk of nonschizophrenic nonaffective psychoses in relatives. Arch Gen Psychiatry 50: 645–652

Kendler KS, McGuire M, Gruenberg AM, O'Hare A, Spellman M, Walsh D (1993c) The Roscommon Family Study. IV. Affective illness, anxiety disorders, and alcoholism in relatives. Arch Gen Psychiatry 50: 952–960

Kendler KS, McGuire M, Gruenberg AM, Walsh D (1995) Examining the validity of DSM-III-R schizoaffective disorder and its putative subtypes in the Roscommon Family Study. Am J Psychiatry 152: 755–764

Kety SS (1981) Problems of genetic research on psychiatric illness. In: Gershon ES, Matthysse S, Breakefield XO, Ciaranello RD (eds) Genetic research strategies in psychobiology and psychiatry. Elsevier, Amsterdam New York Oxford, pp 395–397

Khoury MJ, Beaty TH, Liang K (1988) Can familial aggregation of disease be explained by familial aggregation of environmental risk factors? Am J Epidemiol 127: 674–683

Khoury MJ, Beaty TH, Cohen BH (1993) Fundamentals of genetic epidemiology. Oxford University Press, New York Oxford.

Kidd KK (1981) Genetic models for psychiatric disorders. In: Gershon ES, Matthysse S, Breakefield XO, Ciaranello RD (eds) Genetic research strategies in psychobiology and psychiatry. Elsevier, Amsterdam New York Oxford, pp 369–382

Kinkelin M (1954) Verlauf und Prognose des manisch-depressiven Irreseins. Schweiz Arch Neurol Psychiatr 73: 100–146

Klein DN, Ouimette PC, Kelly HS, Ferro T, Riso LP (1994) Test-retest reliability of team consensus best-estimate diagnoses of axis I and II disorders in a family study. Am J Psychiatry 151: 1043–1047

Kleist K (1926) Über zykloide Degenerationspsychosen, besonders Verwirrtheiten und Motilitätspsychosen. Zentralbl ges Neurol Psychiatr 44: 265–267

Kleist K (1928) Über zykloide, paranoide und epileptoide Psychosen und über die Frage der Degenerationspsychosen. Schweiz Arch Neurol Psychiatr 23: 3–37

Kleist K (1953) Die Gliederung der neuropsychiatrischen Erkrankungen. Mschr Psychiatr Neurol 125: 526–554

Klosterkötter J (1999) Psychiatrische Klassifikation. Grundidee und bisherige Entwicklung eines unabgeschlossenen Prozesses. Fortschr Neurol Psychiat 67: 558–573

Kringlen E (1993) Genes and environment in mental illness. Perspectives and ideas for future research. Acta Psychiatr Scand Suppl 370: 79–84

Lanczik M, Fritze J (1992) Leonhard-Klassifikation endogener Psychosen - erste biologische Befunde und differentialtherapeutische Erwägungen. Fortschr Neurol Psychiat 60: 296–304

Lavori PW, Keller MB, Endicott J (1988) Improving the validity of FH-RDC diagnosis of major affective disorder in uninterviewed relatives in family studies: a model based approach. J Psychiatr Res 22: 249–259

Leboyer M, Bellivier F, Nosten-Bertrand M, Jouvent R, Pauls D, Mallet J (1998) Psychiatric genetics: search for phenotypes. Trends Neurosci 21: 102–105

Leckman JF, Sholomskas D, Thompson WD, Belanger A, Weissman MM (1982) Best estimate of lifetime psychiatric diagnosis. A methodological study. Arch Gen Psychiatry 39: 879–883

Leonhard K (1957a) Aufteilung der endogenen Psychosen. Akademie, Berlin

Leonhard K (1957b) Die cycloiden, zumeist als Schizophrenien verkannten Psychosen. Psychiatr Neurol Med Psychol 9: 359–365

Leonhard K (1960) Die atypischen Psychosen und Kleists Lehre von den endogenen Psychosen. In: Gruhle HW, Jung R, Mayer-Gross W, Müller M (Hrsg) Psychiatrie der Gegenwart. Forschung und Praxis. Bd II. Klinische Psychiatrie. Springer, Berlin Göttingen Heidelberg, S 147–179

Leonhard K (1968) Über monopolare und bipolare endogene Psychosen. Nervenarzt 39: 104–106

Leonhard K (1970) Biopsychologie der endogenen Psychosen. Hirzel, Leipzig

Leonhard K (1995) Aufteilung der endogenen Psychosen und ihre differenzierte Ätiologie. 7. neubearbeitete und ergänzte Aufl. Thieme, Stuttgart New York

Leonhard K, Trostorff S v (1964) Prognostische Diagnose der endogenen Psychosen. Fischer, Jena

Leonhard K, Korff I, Schulz H (1962) Die Temperamente in den Familien der monopolaren und bipolaren phasischen Psychosen. Psychiatr Neurol 143: 416–434

Lindvall M, Hagnell O, Öhman R (1986) Epidemiology of cycloid psychosis. A prospective longitudinal study of incidence and risk in the 1947 cohort of the Lundby Study. Eur Arch Psychiatry Clin Neurosci 236: 109–118

Lindvall M, Axelsson R, Öhman R (1993) Incidence of cycloid psychosis. A clinical study of first-admission psychotic patients. Eur Arch Psychiatry Clin Neurosci 242: 197–202

Lipp O, Souery D, Mendlewicz J (1999) Populationsgenetik. In: Helmchen H, Henn F, Lauter H, Sartorius N (Hrsg) Psychiatrie der Gegenwart. Bd 1. Grundlagen der Psychiatrie. 4. Aufl. Springer, Berlin Heidelberg New York, S 79–107

Maier W, Lichtermann D, Minges J, Heun R, Hallmayer J, Benkert O (1992) Schizoaffective disorder and affective disorders with mood-incongruent psychotic features: keep separate or combine? Evidence from a family study. Am J Psychiatry 149: 1666–1673

Maier W, Lichtermann D, Minges J, Hallmayer J, Heun R, Benkert O, Levinson DF (1993) Continuity and discontinuity of affective disorders and schizophrenia. Results of a controlled family study. Arch Gen Psychiatry 50: 871–883

Maj M (1984) The evolution of some european diagnostic concepts relevant to the category of schizoaffective psychoses. Psychopathology 17: 158–167

Maj M (1989) A family study of two subgroups of schizoaffective patients. Brit J Psychiatry 154: 640–643

Maj M. (1990) Cycloid psychotic disorder: validation of the concept by means of a follow-up and a family study. Psychopathology 23: 196–204

Maj M (1991) A family study of DSM-III-R schizoaffective disorder, depressive type, compared with schizophrenia and psychotic and nonpsychotic major depression. Am J Psychiatry 148: 612–616

Maj M (1998) Critique of the DSM-IV operational diagnostic criteria for schizophrenia. Br J Psychiatry 172: 458–460

Mantel N (1966) Evaluation of survival data and two new rank order statistics arising in its consideration. Cancer Chemother Rep 50: 163–170

Marneros A (1999) Handbuch der unipolaren und bipolaren Erkrankungen. Thieme, Stuttgart New York

Marneros A, Pillmann F, Haring A, Balzuweit S (2000) Die akuten vorübergehenden psychotischen Störungen. Fortschr Neurol Psychiat 68, Sonderheft 1: S22–S25

McCabe MS, Strömgren E (1975) Reactive psychoses. A family study. Arch Gen Psychiatry 32: 447–454

McCabe MS, Fowler RC, Cadoret R, Winokur G (1971) Familial differences in schizophrenia with good and poor prognosis. Psychol Med 1: 326–332

Mendlewicz J, Rainer JD (1974) Morbidity risk and genetic transmission in manic-depressive illness. Am J Hum Genet 26: 692–701

Mendlewicz J, Linkowski P, Wilmotte J (1980) Relationship between schizoaffective illness and affective disorders or schizophrenia. J Affect Disord 2: 289–302

Menuck M, Legault S, Schmidt P, Remington G (1989) The nosological status of the remitting atypical psychoses. Compr Psychiatry 30: 53–73

Meyer C, Rumpf HJ, Hapke U, Dilling H, John U (2000) Lebenszeitprävalenz psychischer Störungen in der erwachsenen Allgemeinbevölkerung. Nervenarzt 71: 535–542

Miettinen OS (1985) Theoretical epidemiology. Wiley, New York

Modestin J, Bachmann KM (1992) Zur Frage einer dritten Psychose. Eine Literaturanalyse. Schweiz Arch Neurol Psychiatr 143: 307–323

Mojtabai R (2000) Heterogeneity of cycloid psychoses. Psychol Med 30: 721–726

Mojtabai R, Varma VK, Susser E (2000) Duration or remitting psychoses with acute onset. Br J Psychiatry 176: 576–580

Neele E (1949) Die phasischen Psychosen nach ihrem Erscheinungs- und Erbbild. Barth, Leipzig

Norden KA, Klein DN, Ferro T, Kasch K (1995) Who participates in a family study? Comprehensive Psychiatry 36: 199–206

Numberger JI, Berrettini W (1998) Psychiatric Genetics. Chapman & Hall, London

Ollerenshaw DP (1973) The classification of the functional psychoses. Brit J Psychiatry 122: 517–530

Orvaschel H, Thompson WD, Belanger A, Prusoff BA, Kidd KK (1982) Comparison of the family history method to direct interview: factors affecting the diagnosis of depression. J Affect Disord 4: 49–59

Ottman R, Susser E, Meisner Z (1991) Control for environmental risk factors in assessing genetic effects on disease familial aggregation. Am J Epidemiol 134: 298–309

Pauleikhoff B (1957) Atypische Psychosen. Karger, Basel New York

Perris C (1966) A study of bipolar (manic-depressive) and unipolar recurrent depressive psychoses. Acta Psychiat Scand Supplementum 194

Perris C (1974) A study of cycloid psychoses. Acta Psychiatrica Scandinavica Supplementum 253

Perris C (1978) Morbidity suppressive effect of lithium carbonate in cycloid psychosis. Arch Gen Psychiatry 35: 328–331

Perris C (1986) The case for the independence of cycloid psychotic disorder from the schizoaffective disorders. In: Marneros A, Tsuang MT (eds) Schizoaffective psychoses. Springer, Berlin, pp 272–308

Perris C, Brockington IF (1981) Cycloid psychoses and their relation to the major psychoses. In: Perris C, Struwe G, Jansson B (eds) Biological psychiatry 1981. Elsevier, Amsterdam, pp 447–450

Pethö B (1983) Concepts of schizo-affective psychoses. History, construct validity and some empirical data. Psychiatr Clin 16: 71–86

Petterson U (1977) Manic-depressive illness. A clinical, social and genetic study. Acta Psychiat Scand, Supplementum 269

Pichot P (1986) A comparison of different national concepts of schizoaffective psychosis. In: Marneros A, Tsuang MT (eds) Schizoaffective psychoses. Springer, Berlin, pp 8–17

Pfuhlmann B (1998) Das Konzept der zykloiden Psychosen - Entwicklung, klinischer Stellenwert und derzeitiger Stand der Forschung. Fortschritte der Neurologie Psychiatrie 66: 1–9

Pfuhlmann B, Franzek E, Stöber G, Cetkovich-Bakmas M, Beckmann H (1997) On inter-rater-reliability for Leonhard's classification of endogenous psychoses. Psychopathology 30: 100–105

Pillmann F, Haring A, Zänker S, Marneros A (2000) Concordance of acute and transient psychotic disorders and cycloid psychoses. In: Franzek E, Ungvari GS, Rüther E, Beckmann H (eds) Progress in differentiated psychopathology. International Wernicke-Kleist-Leonhard Society, Würzburg, pp 274–279

Regier DA, Kaelber CT, Rae DS, Farmer ME, Knauper B, Kessler RC, Norquist GS (1998) Limitations of diagnostic criteria and assessment instruments for mental disorders. Implications for research and policy. Arch Gen Psychiatry 55: 109–115

Remington G, Menuck M, Schmidt P, Legault S (1990) The remitting atypical psychoses: clinical and nosological considerations. Can J Psychiatry 35: 36–40

Report of the National Institute of Mental Health's Genetics Workgroup (1999) Biol Psychiatry 45: 559–602

Risch N (1983) Estimating morbidity risks with variable age of onset: review of methods and a maximum likelihood approach. Biometrics 39: 929–939

Risch SC, Lewine RJ, Jewart RD, Eccard MB, McDaniel JS, Risby ED (1991) Ensuring the normalcy of „normal" volunteers. Am J Psychiatry 147: 682–683

Ritsner MS, Karas SI, Drigalenko EI (1991) Genetic epidemiological study of schizophrenia: two modes of sampling. Genet Epidemiol 8: 47–53

Robins E, Guze SB (1970) Establishment of diagnostic validity in psychiatric illness: its application to schizophrenia. Am J Psychiatry 126: 983–987

Roth M, McClelland H (1979) The relationship of ‚nuclear' and ‚atypical' psychoses: some proposals for a classification of disorders in the borderland of schizophrenia. Psychiatr Clin 12: 23–54

Sauer H (1990) Die nosologische Stellung schizoaffektiver Psychosen. Problematik und empirische Befunde. Nervenarzt 61: 3–15

Schatzberg AF (1998) Bipolar disorder: recent issues in diagnosis and classification. J Clin Psychiatry 59, Supplementum 6: 5–10

Schneider K (1967) Klinische Psychopathologie. 8. Aufl. Thieme, Stuttgart

Segman RH, Lerer B (2000) Genetic and causal factors of bipolar disorder. In: Soares JC, Gershon S (eds) Bipolar disorders. Basic mechanisms and therapeutic implications. Marcel Dekker, New York Basel, pp 31–48

Shtasel DL, Gur RE, Mozley D, Richards J, Taleff MM, Heimberg C, Gallacher F, Gur RC (1991) Volunteers for biomedical research. Recruitment and screening of normal controls. Arch Gen Psychiatry 48: 1022–1025

Singer JD, Willett JB (1992) A practical guide to the use of survival analysis in research. In: Fava M, Rosenbaum JF (eds) Research designs and methods in psychiatry. Elsevier, Amsterdam New York Oxford, pp 37–83

Slater E (1938) Zur Erbpathologie des manisch-depressiven Irreseins. Die Eltern und Kinder von Manisch-Depressiven. Z ges Neurol Psychiat 163: 1–47

Smeraldi E, Negri F, Melica AM (1977) A genetic study of affective disorders. Acta Psychiatr Scand 56: 382–398

Solti G (1988) The therapeutical importance of the diagnostic classification of schizophrenic disorders. Psychopharmacology Supplementum 96: 74

Störring GE, Suchenwirth R, Völkel H (1962) Emotionalität und cycloide Psychosen (Zur Psychopathologie der sogenannten Randpsychosen). Psychiatr Neurol Med Psychol 14: 85–97

Stöber G, Franzek E, Beckmann H (1992) The role of maternal infectious diseases during pregnancy in the etiology of schizophrenia in the offspring. Eur Psychiatry 7: 147–152

Stöber G, Franzek E, Beckmann H (1993) Schwangerschafts- und Geburtskomplikationen - ihr Stellenwert in der Entstehung schizophrener Psychosen. Fortschr Neurol Psychiatr 61: 329–337

Stöber G, Kocher I, Franzek E, Beckmann H (1997) First-trimester maternal gestational infection and cycloid psychosis. Acta Psychiatr Scand 95: 319–324

Strik WK, Dierks T, Franzek E, Maurer K, Beckmann H (1993) Differences in P300 amplitudes and topography between cycloid psychosis and schizophrenia in Leonhard's classification. Acta Psychiatr Scand 87: 179–183

Strik WK, Fallgatter AJ, Stöber G, Franzek E, Beckmann H (1996) Specific P300 features in patients with cycloid psychosis. Acta Psychiatr Scand 94: 471–476.

Strömgren E (1935) Zum Einsatz des Weinbergschen abgekürzten Verfahrens. Zugleich ein Beitrag zur Frage der Erblichkeit des Erkrankungsalters bei der Schizophrenie. Z Neurol Psychiatr 153: 784–797

Strömgren E (1972) Atypische Psychosen. Reaktive (psychogene) Psychosen. In: Kisker KP, Meyer JE, Müller M, Strömgren E (Hrsg) Psychiatrie der Gegenwart. Forschung und Praxis. Bd II, Teil 1: Klinische Psychiatrie I. Springer, Berlin Heidelberg New York, S 141–152

Susser E, Susser M (1989) Familial aggregation studies. A note on their epidemiologic properties. Am J Epidemiol 129: 23–29

Susser E, Varma VK, Malhotra S, Conover S, Amador XF (1995a) Delineation of acute and transient psychotic disorders in a developing country setting. Br J Psychiatry 167: 216–219

Susser E, Fennig S, Jandorf L, Amador XF, Bromet E (1995b) Epidemiology, diagnosis, and course of brief psychoses. Am J Psychiatry 152: 1743–1748

Taylor MA, Abrams R, Hayman MA (1980) The classification of affective disorders – a reassessment of the bipolar-unipolar dichotomy. J Affect Disord 2: 95–109

Teichmann G (1990) The influence of Karl Kleist on the nosology of Karl Leonhard. Psychopathology 23: 267–276

Thaker GK, Moran M, Lahti A, Adami H, Tamminga C (1990) Psychiatric morbidity in research volunteers. Arch Gen Psychiatry 47: 980

Thompson WD, Weissman MM (1981) Quantifying lifetime risk of psychiatric disorder. J Psychiat Res 16: 113–126

Thompson WD, Kidd JR, Weissman MM (1980) A procedure for the efficient collection and processing of pedigree data suitable for genetic analysis. J Psychiat Res 15: 291–303

Thompson WD, Orvaschel H, Prusoff BA, Kidd KK (1982) An evaluation of the Family History Method for ascertaining psychiatric disorders. Arch Gen Psychiatry 39: 53–58

Tohen M, Goodwin FK (1995) Epidemiology of bipolar disorder. In: Tsuang MT, Tohen M, Zahner GEP (eds) Textbook in psychiatric epidemiology. Wiley, New York Chichester Brisbane, pp 301–315

Torrey EF (1987) Hypotheses on the seasonality of schizophrenic births. In: Cazullo L, Invernizzi G, Sacchetti E (eds) Etiopathogenetic hypotheses of schizophrenia: the impact of epidemiological, biochemical and neuromorphological studies. MTP, Lancaster, pp 41–48

Trostorff Sv (1968) Über die hereditäre Belastung bei den bipolaren und monopolaren affektiven Psychosen. Schweiz Arch Neurol Neuroch Psychiatr 102: 235–243

Trzebiatowska-Trzeciak O (1977) Genetical analysis of unipolar and bipolar endogenous affective psychoses. Br J Psychiatry 131: 478–485

Tsuang MT, Dempsey M, Rauscher F (1976) A study of „atypical schizophrenia". Arch Gen Psychiatry 33: 1157–1160

Tsuang MT, Fleming JA, Kendler KS, Gruenberg AS (1988) Selection of controls for family studies. Biases and implications. Arch Gen Psychiatry 45: 1006–1008

Tsuang MT, Lyons MJ, Faraone SV (1992) Clinical phenotypes: problems in diagnosis. In: Mendlewicz J, Hippius H (eds) Genetic research in psychiatry. Springer, Berlin Heidelberg New York, pp 173–187

Ungvari G (1983) Validity of the ICD-9 schizophrenia classification. A blind family history study. Acta Psychiatr Scand 68: 287–296

Ungvari G (1985) A contribution to the validity of Leonhard's classification of endogenous psychoses. Acta Psychiatr Scand 72: 144–149

Vaillant GE (1964) An historical review of the remitting schizophrenias. J Nerv Ment Dis 138: 48–56

Vogl G, Zaudig M (1985) Investigation of operationalized diagnostic criteria in the diagnosis of schizoaffective and cycloid psychoses. Compr Psychiatry 26: 1–10

Walden J, Grunze H (2000) Bipolare affektive Störungen. Ursachen und Behandlung. 2. Aufl. Thieme, Stuttgart New York

Warkentin S, Nilsson A, Karlson S, Risberg J, Franze'n G, Gustafson L (1992) Cycloid psychosis: regional cerebral blood flow correlates of a psychotic episode. Acta Psychiatr Scand 85: 23–29

Weinberg W (1925) Methoden und Technik der Statistik mit besonderer Berücksichtigung der Sozialbiologie. In: Gottstein A, Schlossmann A, Teleky L (Hrsg) Handbuch der sozialen Hygiene und Gesundheitsfürsorge. Berlin, S 71–148

Weissman MM, Merikangas KR, John K, Wickramaratne P, Prusoff BA, Kidd KD (1986) Family-genetic studies of psychiatric disorders. Developing technologies. Arch Gen Psychiatry 43: 1104–1116

Welner J, Strömgren E (1958) Clinical and genetic studies on benign schizophreniform psychoses based on a follow-up. Acta Psychiatr Scand 33: 377–399

Weltgesundheitsorganisation (1991) Internationale Klassifikation psychischer Störungen: ICD 10, Kapitel V (F), klinisch-diagnostische Leitlinien. Huber, Bern Göttingen Toronto

Wernicke C (1900) Grundriß der Psychiatrie in klinischen Vorlesungen. Thieme, Leipzig

Winokur G, Clayton PJ (1967) Family history studies: I. Two types of affective disorders separated according to genetic and clinical factors. In: Wortis J (ed) Recent advances in biological psychiatry. vol 10. Plenum, New York, pp 35–50

Winokur G, Wesner R (1987) From unipolar depression to bipolar illness: 29 who changed. Acta Psychiatr Scand 76: 59–63

Winokur G, Tsuang MT, Crowe RR (1982) The Iowa 500: affective disorder in relatives of manic and depressed patients. Am J Psychiatry 139: 209–212

Winokur G, Coryell W, Endicott J, Akiskal H (1993) Further distinctions between manic-depressive illness (bipolar disorder) and primary depressive disorder (uniolar depression). Am J Psychiatry 150: 1176–1181

Winokur G, Coryell W, Keller M, Endicott J, Leon A (1995) A family study of manic-depressive (bipolarl) disease. Arch Gen Psychiatry 52: 367–373

Zaudig M (1990) Cycloid psychoses and schizoaffective psychoses – a comparison of different diagnostic classification systems and criteria. Psychopathology 23: 233–242.

# Sachverzeichnis

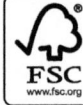

MIX
Papier aus verantwortungsvollen Quellen
Paper from responsible sources
**FSC® C105338**

If you have any concerns about our products,
you can contact us on
**ProductSafety@springernature.com**

In case Publisher is established outside the EU,
the EU authorized representative is:
**Springer Nature Customer Service Center GmbH
Europaplatz 3, 69115 Heidelberg, Germany**

Printed by Libri Plureos GmbH
in Hamburg, Germany